FORSCHUNGSBERICHTE DES LANDES NORDRHEIN-WESTFALEN

Herausgegeben
im Auftrage des Ministerpräsidenten Dr. Franz Meyers
von Staatssekretär Professor Dr. h.c. Dr. E.h. Leo Brandt

DK 616-089:611.12

Nr. 996

Dozent Dr. Martin Zindler

Chirurgische Klinik der Medizinischen Akademie Düsseldorf
Direktor: Prof. Dr. Ernst Derra

Künstliche Hypothermie für Herzoperationen mit Kreislaufunterbrechung

Teil I

Untersuchungen über physiologische Veränderungen

Als Manuskript gedruckt

Springer Fachmedien Wiesbaden GmbH
1961

Additional material to this book can be downloaded from http://extras.springer.com.

ISBN 978-3-663-20134-2 ISBN 978-3-663-20495-4 (eBook)
DOI 10.1007/978-3-663-20495-4

Gliederung

Einleitung . . . . S. 5

I. Veränderungen der Atmung in Hypothermie. . . . . S. 6
    1. Literaturübersicht. . . . . S. 7
        a) Veränderungen der Sauerstoffaufnahme . . . . S. 7
        b) Atemfrequenz, Atemvolumen und Atemminutenvolumen . . S. 12
        c) Veränderungen der Atemregulation . . . . S. 13
    2. Veränderungen der Blutgase. . . . . S. 15
    3. Aufgabe der eigenen Untersuchungen. . . . . S. 19
    4. Untersuchungsgut und Untersuchungsmethoden. . . . . S. 20
        a) Untersuchungsziel und allgemeine Versuchsbedingungen S. 20
        b) Messungen. . . . . S. 22
        c) Berechnungen . . . . S. 23
    5. Ergebnisse. . . . . S. 23
        a) Veränderungen der Sauerstoffaufnahme . . . . S. 23
        b) Diskussion der Veränderungen der Sauerstoffaufnahme S. 29
        c) Veränderungen des Atem-Minutenvolumens bei Abkühlung und Erwärmung. . . . . S. 36
        d) Veränderungen des Atemvolumens und der Atemfrequenz. S. 40
    6. Zusammenfassung der Ergebnisse der spirographischen Untersuchungen. . . . . S. 42

II. Veränderungen der Elektrolytkonzentrationen im Serum bei künstlicher Hypothermie. . . . . S. 43
    1. Literaturübersicht. . . . . S. 43
        a) Veränderungen des Serumspiegels von Kalium . . . . . S. 43
        b) Veränderungen des Serumspiegels von Natrium. . . . . S. 46
        c) Veränderungen des Serumspiegels von Calcium. . . . . S. 46
        d) Veränderungen des Serumspiegels von Magnesium. . . . S. 46
        e) Veränderungen der Anionen. . . . . S. 47
        f) Veränderungen des Hämatokritwertes . . . . S. 47
    2. Aufgabe der eigenen Untersuchungen über die Veränderungen des Kalium- und Natriumspiegels und des Hämatokritwertes. . . . . S. 47
    3. Untersuchungsgut und Untersuchungsmethoden. . . . . S. 48
        a) Allgemeine Bedingungen . . . . S. 48
        b) Untersuchungsmethoden und Blutentnahmen. . . . . S. 49
        c) Statistische Berechnung. . . . . S. 50

    4. Ergebnisse . . . . S. 51
        a) Veränderungen des Kalium- und Natriumspiegels . . . S. 51
        b) Vergleich der Fälle mit und ohne Kammerflimmern
           bzw. Herzstillstand . . . . S. 52
        c) Anstieg des Hämatokritwertes. . . . . S. 55
    5. Diskussion der Ergebnisse. . . . . S. 55
    6. Zusammenfassung. . . . . S. 57
III. Veränderungen des EEG durch die Kreislaufunterbrechung. . S. 58
    1. Einleitung . . . . S. 58
    2. Aufgabe der Untersuchungen . . . . S. 59
    3. Untersuchungsgut und Untersuchungsmethode. . . . . S. 59
    4. Ergebnisse . . . . S. 60
        a) Überlebenszeit. S. 63
        b) Erholungslatenz . . . . S. 64
    5. Diskussion . . . . S. 66
        a) Überlebenszeit. S. 66
        b) Erholungslatenz, Wiederbelebungszeit und Blutdruck S. 68
    6. Zusammenfassung. . . . . S. 70

Literaturverzeichnis . . . . S. 72

Einleitung

Die künstliche Hypothermie, d.h. die beabsichtigte Senkung der Körpertemperatur in Narkose, wird in der Chirurgie angewendet, um den Stoffwechsel der Gewebe zu vermindern. Hierdurch kann der Sauerstoffbedarf so weit gesenkt werden, daß der Blutkreislauf des Gehirns und des Herzens genügend lange unterbrochen werden darf, um Operationen am blutleeren eröffneten Herzen auszuführen.

Ein neues Gebiet, das Herzinnere, konnte damit für exakte Operationen unter Sicht erschlossen werden.

Die Entwicklung der künstlichen Hypothermie bis zur Anwendung bei Patienten zur Korrektur eines Herzfehlers, ist ein Beispiel für die Entwicklung wesentlicher Fortschritte in der heutigen Medizin.
Aufbauend auf den Ergebnissen der physiologischen Forschungen - von den Pionieren seien GROSSE-BROCKHOFF und SCHOEDEL (1943) BIGELOW (1950) genannt - konnte die künstliche Hypothermie im weiteren wechselseitigen Zusammenwirken von experimenteller Forschung und klinischer Praxis soweit entwickelt werden, daß sie heute mit guten Erfolgen für Operationen von zahlreichen Herzfehlern als Methode der Wahl angewendet werden kann.

In der vorliegenden Arbeit wird über Untersuchungen von Veränderungen physiologischer Funktionen durch die Hypothermie berichtet.

Das Ziel dieser Untersuchungen war es, Unterlagen über die Vorteile und Leistungsfähigkeit der Hypothermie sowie ihre Gefahren und Grenzen zu gewinnen.

So war es die Hauptaufgabe der spirographischen Untersuchungen, die Senkung des Sauerstoffverbrauches unter den klinischen Bedingungen bei Operationen in ihrer Abhängigkeit von der Körpertemperatur und anderen Faktoren zu bestimmen.

Die Veränderungen des Serumspiegels von Kalium und Natrium wurden besonders im Hinblick auf ihren ursächlichen Zusammenhang mit dem Kammerflimmern als Hauptkomplikation der Hypothermie für Herzoperationen untersucht.

Die Registrierungen des Elektroencephalogramms wurden im Hinblick auf Veränderungen durch die Kreislaufunterbrechung ausgewertet.

Diese Untersuchungen und die Entwicklung der Hypothermiemethode fanden in einer dreijährigen Tätigkeit gleichzeitig statt.

Hierbei bildeten die Ergebnisse der Untersuchungen die Grundlage für den Ausbau der Hypothermiemethode, während die Forderungen, die sich aus der klinischen Praxis ergaben, Art und Ziel der Untersuchungen beeinflußten.

Durch die Verwertung der eigenen Untersuchungsergebnisse und die anderer
Autoren, sowie eigener klinischer Erfahrungen, war es möglich, bei der
Anwendung der künstlichen Hypothermie eine früher nicht erwartete Sicherheit zu erreichen und Indikationen und Grenzen der Methode zu erarbeiten.

Zu dieser Verbesserung der Ergebnisse trug wesentlich die Entwicklung der
Operationstechnik durch Prof. DERRA und seine Mitarbeiter bei, die in
diesen Herzoperationen mit Kreislaufunterbrechung in Hypothermie die
größten Erfahrungen in der Welt besitzen.

I. Veränderungen der Atmung in Hypothermie

Bei der künstlichen Hypothermie werden die Atmung und ihre Größen wie
Sauerstoffverbrauch, Atemfrequenz, Atemvolumen, Atem-Minutenvolumen
in Abhängigkeit von der Temperatur und anderen Faktoren verändert.

Die Literaturangaben über die Veränderungen verschiedener Atemgrößen in
Abhängigkeit von der Körpertemperatur weisen oft erhebliche Unterschiede
auf. Diese Unterschiede können häufig durch andere Faktoren, die außer
der Temperatursenkung auf die Atmung einwirken, erklärt werden.

Eine besondere Bedeutung kommt hierbei den Gegenregulationen zur Wärmeproduktion zu, wie z.B. Kältezittern den Sauerstoffverbrauch um 200 bis
700 % erhöhen kann.

Aber auch andere Faktoren haben einen Einfluß, wie Art und Tiefe der
Narkose, Methode und Geschwindigkeit der Abkühlung mit verschiedenen Temperaturgradienten im Körper und die Größe der Versuchstiere bzw. Verhältnis von Volumen zur Oberfläche. Die Auswirkungen dieser Faktoren auf die
Atmung sind bei den verschiedenen Untersuchungsreihen oft schwierig zu
beurteilen.

Die besonderen Verhältnisse bei Kleintieren lassen nur sehr bedingt
Schlußfolgerungen für den Menschen zu. Bei Mäusen wird z.B. 40 % des gesamten Sauerstoffverbrauches für die Atemarbeit beansprucht (BÄNDER 1949),
während bei Katzen, Hunden und Menschen nur 1 bis 12 % des Gesamtsauerstoffverbrauches für die Atemarbeit benötigt werden. Außerdem dient die
Atmung bei Kleintieren während der Abkühlung auch der Wärmeregulation.
GRÖBBELS (1925) beobachtete an Vögeln, Ratten und Igeln sowie Meerschweinchen bei steigendem Wärmeentzug eine bedeutende Steigerung der Atemfrequenz. Die Atemsteigerung von Kleintieren bei Kälteanwendung kann als
Äquivalent für das Kältezittern großer Tiere angesehen werden (L'ALLEMAND
u.M. 1955).

Im folgenden werden deshalb nur Untersuchungen an Großtieren, wie Hunden
und Affen berücksichtigt.

Wegen der grundlegend anderen Verhältnisse bei Abkühlung ohne Narkose
werden nur Untersuchungen in Narkose verwertet.

1. Literaturübersicht

a) Veränderungen der Sauerstoffaufnahme

Senkung des Sauerstoffverbrauches.

Der Hauptzweck der Anwendung der künstlichen Hypothermie ist die Verminderung des Stoffwechsels. Deshalb haben Untersuchungen des Sauerstoffverbrauches eine besondere Bedeutung.

Da während der klinischen Anwendung routinemäßig Direktbestimmungen des O_2 - Verbrauches im allgemeinen nicht durchgeführt werden können, war es das Ziel vieler tierexperimenteller Untersuchungen, die Abhängigkeit des Sauerstoffverbrauches von der Körpertemperatur und evtl. anderen Faktoren zu klären.

Eine zuverlässige Abschätzung des O_2-Verbrauches unter klinischen Verhältnissen ist besonders wichtig, da die Verminderung der Sauerstoffaufnahme als Anhalt für die zulässige Zeitdauer einer Kreislaufunterbrechung dient.

Bei einer Beurteilung, ob andere wichtige physiologische Funktionen, die durch die Temperatursenkung vermindert werden, noch ausreichend sind, scheint es sinnvoll, diese Größen zu den verminderten Stoffwechselbedürfnissen - also dem O_2-Verbrauch - in Beziehung zu setzen (s.a.THAUER 1956).

Unter der Voraussetzung, daß Gegenregulationen, wie Kältezittern, vermieden werden und die Sauerstoffsättigung des Blutes nicht unter normale Werte sinkt, vermindert sich der Sauerstoffverbrauch mit dem Abfall der Körpertemperatur.

Die Tabellen 1 und 2 geben eine Übersicht über die Senkung der Sauerstoffaufnahme in Abhängigkeit von der Rektaltemperatur. Dabei wurden Werte mit gegenregulatorischen Stoffwechselsteigerungen nicht aufgenommen.

Die große Zahl der Untersuchungen und die im allgemeinen recht gute Übereinstimmung der Ergebnisse erlauben den Schluß, daß in künstlicher Hypothermie in tiefer Narkose zwischen der Körpertemperatur und dem Sauerstoffverbrauch eine konstante Beziehung besteht.

Tabelle 1

Sauerstoffaufnahme in Hypothermie (Hundeversuche)

Autoren	Jahr	Zahl der Versuche	Narkose	Abkühlungs-Methode	Körpertemperatur in °C 37°	30°	25°	20°	Bezugswert	Bemerkung
GROSSE-BROCKHOFF und SCHOEDEL	1943	12	Morphin-Urethan	Oberfläche			33-25%		d.Ausgangswertes	
KRAMER und M.	1944	-	Morphin-Chloralose	"	4,6	2,4		0,8	ccm/kg/min nach Kurve	
PENROD	1949	-	Amytal	"				25%	d.Ausgangswertes	
BIGELOW und M.	1950	27	Seconal	"	450	260	150	90	ccm/kg/h nach Abbildung	
HEGNAUER und PENROD	1950	15	Thiopental (Amytal)	"				33%	d.Ausgangswertes, bei 22°	
CHURCHILL-DAVIDSON und M.	1953	30	Thiopental-Aether	"	12,6	5,2		2,0	ccm/kg/min	
DUNDEE und M.	1953	10	Pentobarbital lyt.Mischung	"		60%	47%		d.Ausgangswertes	
LÖHR und ULMER	1954	18	Thiopental lyt.Mischung	"		55%	30%	23%	d.Ausgangswertes nach Kurven	
WEGELIUS und M.	1954	-	Nembutal	"			33%		d.Ausgangswertes	
SPURR und M.	1954	24	Pentobarbital	"		$Q_{10} = 2,3$				
DA COSTA und M.	1954	5	Nembutal	"			43%		d.Ausgangswertes chron. cyanot. Hunde	
VERNEJOUL und M.	1954	20	-	5 Oberfl. 15 art.-ven.	10	4	2,5	1,5	ccm/kg/min	
ROSS	1954	15	Aether	art.-ven.		60%	39%	25%	d.Ausgangswertes	
	1954	5	Thiopental	art.-ven.			25%		d.Ausgangswertes	
NOWILL und M.	1955	4	Thiopental/Nembutal	Oberfläche	42,4%				d.Ausgangswertes	
FISHER und M.	1955	20	Aether	"			31%		d.Ausgangswertes	
HANSEN und M.	1956	5	Nembutal	"		33%		25%	d.Ausgangswertes	
IRMER	1956	5	Phanodorm Evipan + lyt.Misch.	"		62,4% 42,6%	35% 40%	27,8% 19%	d.Ausgangswertes d.Ausgangswertes	
FISHER und M.	1957	-	Aether	"				20%	d.Ausgangswertes bei 23°	
TAUBER und M.	1957	-	Evipan u.a.	art.-ven.	5,5	4	2-2,5	1-1,5	ccm/kg/min	
BRENDEL	1957	-	Evipan u.a.	Oberfläche		70%	50%	35%	d.Minimalumsatzes	

Tabelle 2

Sauerstoffaufnahme in Hypothermie (Messungen am Menschen)

Autoren	Jahr	Zahl	Narkose	Abkühlungs-Methode	37°	35°	Rectaltemperatur in °C 30° 28°	26°	25°	23°	Bezugswert	Bemerkung
SMITH und FAY	1940	33	Evipan Paraldehyd	Eispackung			92-75%				d.Grundumsatz-Sollwert	indirekte Bestimmung mit Jones Grundumsatzgerät
DILL und FORBES	1941	3	leichte Narkose	Gummianzug a b c			66% 54% 82%	78%			d.Grundumsatz-Sollwertes (Aub-Dubois) Einzelmessungen	bei 17 Messungen (bis 25°rectal) höher als Grundumsatz Sollwert
DUNDEE	1953	12	lyt.Misch. Thiopental	Eispackung Eisbeutel		82%	62%				d.Ausgangswertes	
LOUGHEED und M.	1955	2	Thiopental Lachgas	Eiswasserbad				65%	48%		d.Ausgangswertes Einzelmessungen	
ALBERT und FAZEKAS	1956	5	Thiopental (Chlorpromazin Arfonad)	Gummianzug a b c d e	3,7 2,2 2,7 2,5 3,2	0,7 1,0 1,9	1,8 0,7 1,6 1,5	1,7	1,2		O_2-Verbrauch ccm/min/100 g Hirngewebe nach KETY-SCHMIDT " " " " " " " " "	
EHRMANTRAUT und M.	1957	2	keine Alkohol	akzidentelle Unterkühlung a2,3 b2,4			1,6			1,5	" " "	

Von den meisten Autoren wird angenommen, daß diese Beziehung in den untersuchten Temperaturbereichen etwa linear verläuft. Dagegen fanden SPURR u.M. (1954) bei 24 Hundeversuchen einen exponentiellen Verlauf, der ohne Kältezittern einem Q_{10} von 2,3 und mit Kältezittern im Verlauf der Abkühlung einem Q_{10} von 1,9 entsprach.

Eine Voraussage der quantitativen Beziehungen zwischen der Körpertemperatur und dem O_2-Verbrauch wird besonders durch das Auftreten von Gegenregulationen zur Wärmeproduktion erschwert.

Bei erhöhtem Muskeltonus und Muskelzittern steigt die Sauerstoffaufnahme erheblich an. Erst durch eine tiefe Narkose können diese Gegenregulationen vermieden werden.

Kältezittern tritt in der Regel erst nach einem gewissen Abfall der Rectaltemperatur auf. Die Stärke der Reaktion steht in Beziehung zur Temperatursenkung. Bei oberflächlicher Narkose erreichte der O_2-Verbrauch ein Maximum bei den Versuchen von GROSSE-BROCKHOFF und SCHOEDEL (1943) zwischen $30°$ und $33°$. HEGNAUER und PENROD (1949) beobachteten die höchsten Werte um $28°$.

Nur bei Körpertemperaturen unter 28 bis $22°$ fehlen diese Gegenregulationen.

Als auslösende Faktoren für das Muskelzittern ist vor allem der Kältereiz auf periphere Thermorezeptoren anzusehen (CARLSON 1954 u.a.). So beobachteten z.B. HEGNAUER und PENROD (1950), daß Kältezittern sofort ausgelöst wurde, wenn hypotherme Hunde aus dem Erwärmungsbad herausgenommen wurden. Dieses Kältezittern hörte gleich auf, wenn die Hunde wieder in das warme Wasser getaucht wurden.

Aber auch zentrale Kälterezeptoren können Kältezittern auslösen (SHERINGTON, 1924, UPRUS u.M. 1935, GOLLWITZER-MEIER 1937, GLASER u. JONES 1954).

Wiedererwärmung

Während der Wiedererwärmung steigt der Sauerstoffverbrauch progressiv an. Bei entsprechenden Graden der Rectaltemperatur ist die Sauerstoffaufnahme im Vergleich zur Abkühlung meist höher (BIGELOW u.M. 1950, TAUBER u.M. 1957 u.a.).

Die Hauptursache dafür ist die unterschiedliche Temperatur der Körperoberfläche, die bei der Wiedererwärmung durch äußere Wärmezufuhr sehr viel schneller als die Rectaltemperatur ansteigt, und einen entsprechend höheren Sauerstoffbedarf zur Folge hat. Bei der Abkühlung durch äußere Kälteanwendung ist das Gegenteil der Fall: Die Körperoberfläche ist stets wesentlich kälter als das Körperinnere.

Außerdem ist während der Wiedererwärmung in der Regel die Ventilation gesteigert, was einen erhöhten Sauerstoffverbrauch durch die erhöhte Atmungsarbeit zur Folge hat (BIGELOW u.M. 1950).

Beobachtungen am Menschen (s.auch Tab.2 S.9)

SMITH und FAY (1940) konnten bei der Hypothermie von Krebskranken bei 51 Bestimmungen mit dem JONES-Grundumsatzmeßgerät eine Senkung des Grundumsatzes von 6 bis 25 % feststellen. Bei zwei Patienten war der Umsatz erhöht. Die Abkühlung wurde durch Eispackungen erreicht. Bei den ersten Patienten wurde eine Avertinnarkose gegeben, während die meisten Patienten zur Kälteanwendung eine Evipannarkose bekamen und dann eine Sedierung für mehrere Tage durch Paraldehydgaben mittels eines Magenschlauches unterhalten wurde.

Im Gegensatz dazu war der Sauerstoffverbrauch bei Hypothermien zur Behandlung der Schizrophenie von DILL und FORBES (1941) bei 17 Patienten erhöht, während er nur bei 5 Patienten unter die Grundumsatzwerte nach der Tabelle von AUB-DUBOIS erniedrigt war.

Die Abkühlung erfolgte in leichter Narkose mit Gummimatten, die mit einer kalten Flüssigkeit (Temperatur 2 bis 5°) durchströmt wurden.

Bei Beginn der Abkühlung war der Sauerstoffverbrauch häufig um das Doppelte gesteigert; in einigen Fällen war er selbst bei einer Rectaltemperatur von 30° um 50 % erhöht. Muskelzittern und willkürliche Muskelaktivität, sowie eine Erhöhung des Muskeltonus werden von den Autoren als Hauptursachen für die Erhöhung des Stoffwechsels angegeben.

Bei zwei Hypothermien für neurochirurgische Operationen in Thiopental-Lachgasnarkose wurde von LOUGHEED und M. (1955) der Sauerstoffverbrauch mit einem Benedict-Roth-Spirometer gemessen.

Bei den ersten Patienten sank der Sauerstoffverbrauch bei einem Ausgangswert von 167,2 ccm/min (STPD = 0°, 760 mm Hg, trocken) nach einer vorübergehenden Steigerung bei Kältezittern auf 249 ccm/min auf 110 ccm, das sind 65 % bei 26° rectal. Bei dem zweiten Patienten erfolgte ein etwa linearer Abfall des Sauerstoffverbrauches von 190 ccm/min bei 37° auf 99 ccm/min, das sind 48 % bei 24° Rectaltemperatur.

Von den Autoren wird angenommen, daß der Sauerstoffverbrauch des Gehirns wahrscheinlich stärker reduziert sei, da oft ein erhöhter Muskeltonus und nicht sichtbares Muskelzittern, das nur im EKG bemerkt werden konnte, zwar den Gesamtsauerstoffverbrauch aber nicht den Gehirnstoffwechsel steigere.

Dieser Annahme stehen jedoch Messungen des O_2-Verbrauches des Gehirns nach der Methode von KETY-SCHMIDT im Tierexperiment (ROSOMOFF 1954, 1956) und Einzelbeobachtungen am Menschen (STONE u.M. 1956 a u.b) entgegen, die bei Kältezittern einen erheblichen Anstieg des O_2-Verbrauches des Gehirns feststellten.

Ohne Kältezittern entspricht die Senkung des Sauerstoffverbrauches des Gehirns etwa der Verminderung der Gesamtsauerstoffaufnahme, wie bei Hundeversuchen von ROSOMOFF (1955 u. 1956) und Messungen bei Patienten in Narkose (STONE u.M. 1956 a u.b, ALBERT u. FAZEKAS 1956) und bei zwei akzidentellen Unterkühlungen auf 29,4° bzw. 21,6° (!) von EHRMANTRAUT und M. (1957) festgestellt werden konnte.

Die Ergebnisse der Untersuchungen am Menschen über die Gesamtsauerstoffaufnahme und den Sauerstoffverbrauch des Gehirns sind in Tabelle 2 zuzusammengestellt (Seite 9).

b) Atemfrequenz, Atemvolumen und Atemminutenvolumen

Die Verminderung von Atemfrequenz, Atemvolumen und Atemminutenvolumen bei der Abkühlung zeigt größere Variationen als der O_2-Verbrauch. Anscheinend hat die Art des Narkosemittels und die Narkosetiefe einen wesentlichen Einfluß.

Das Atemminutenvolumen nimmt mit fallender Körpertemperatur ab und zwar bei Barbiturat- oder Urethannarkose vorwiegend durch eine Verlangsamung der Frequenz und weniger durch eine Verkleinerung des Atemvolumens (GROSSE-BROCKHOFF u. SCHOEDEL, 1943, HEGNAUER u. D'AMATO, 1954, L'ALLEMAND u.M. 1955, LÖHR u. ULMER, SPURR u.M. 1954, VERNEJOULE u.M. 1954, THAUER 1956).

So betrug das Atemminutenvolumen bei Hundeversuchen von NOWILL und M. (1955) mit Thiopental und Pentobarbital bei 28° 27 %, bei BRUCK und M. (1956) in Evipannarkose bei 30° 55 % und bei TAUBER und M. (1957) in Evipannarkose bei 23° 10 % des Ausgangswertes.

Bei langdauernden Hypothermien mit Thiopental-Narkose bis 25° beobachteten SPURR und M. (1954) eine bedeutende Verlangsamung der Atemfrequenz bis auf 7/min. Obwohl sich das Atemvolumen erheblich vergrößerte wurde das Atemminutenvolumen doch erniedrigt. Bei Hunden, die bei Beginn der Abkühlung zeitweilig Kältezittern zeigten, erniedrigte sich das Atemminutenvolumen entsprechend eines Q_{10} von 3,4 und die Kurve lag wesentlich höher als bei Hunden ohne diese Gegenregulation, bei denen das Atemminutenvolumen entsprechend eines Q_{10} von 3,0 absank.

Bei Hundeversuchen mit langdauernden Hypothermien von FISHER und M. (1955) mit Äthernarkose sank die Atemfrequenz auf weniger tiefe Werte ab. Die mittlere Atemfrequenz von 20 Hunden verminderte sich von einem Ausgangswert von 52/min bei der Abkühlung bis 24° rectal auf 26/min nach 5 Stunden und sank bei gleichbleibender Rectaltemperatur in den nächsten 10 Stunden auf 15/min ab.

Bei dieser Verlangsamung der Atmung erhöhte sich das Atemvolumen, so daß das Atemzeitvolumen im wesentlichen unverändert blieb.

Bei Hundeversuchen fanden GROSSE-BROCKHOFF und SCHOEDEL (1943) bei Kältezittern einen erheblichen Anstieg des Atemminutenvolumens der zunächst größer war als die Steigerung des Stoffwechsels, so daß die alveolären Kohlensäurespannung anfangs absank. Dann verringerte sich das Atemminutenvolumen wieder etwas, während der Sauerstoffverbrauch weiter anstieg.

Bei der Erwärmung erfolgt ein erheblicher Anstieg des Atemminutenvolumens über den Ausgangswert (BIGELOW u.M. 1950, HEGNAUER u. D'AMATO 1954, L'ALLEMAND u.M. 1955, TAUBER u.M. 1957) der vorwiegend durch eine Erhöhung der Frequenz entsteht (HEGNAUER u.D'AMATO 1954 u.a.).

Beobachtungen an Menschen

Bei Hypothermien von Patienten, die SMITH und FAY (1940) zur Therapie von Krebskranken für mehrere Tage in Evipan-Paraldehyd-Narkose durchführten, war die Atmung z.T. wenig verändert oder unregelmäßig und flach. Bei einigen Patienten sank die Atemfrequenz auf 10 bis 12/min, bei anderen war sie auf 28 bis 30/min erhöht.

c) Veränderungen der Atmungsregulation

Unter normalen Bedingungen und Körperruhe wird die Atmung hauptsächlich durch die Kohlensäurespannung bzw. die Wasserstoffionenkonzentration im arteriellen Blut reguliert.

Erst bei arteriellen Sauerstoffspannungen unter 80 mm Hg bewirkten die Chemorezeptoren des Carotis- und Aortenkörperchen eine Steigerung der Ventilation.

Durch Muskeltätigkeit wird die Atmung gesteigert, die Ursache dafür ist nicht eindeutig geklärt.

Von den atemwirksamen Thermorezeptoren sind die peripheren, vornehmlich in der Haut liegenden, bei der Oberflächenkühlung von Bedeutung. Beim

Eintauchen in kaltes Wasser wird reflektorisch eine tiefe Inspiration mit anschließendem kurzem Atemstillstand ausgelöst, wovon sich jeder, der unter eine kalte Dusche geht, überzeugen kann.

Da eine fortschreitende Senkung der Körpertemperatur schließlich zum Atemstillstand führt, ist von Interesse, ob auch schon in dem klinisch verwendeten Bereich bis $29°$ Veränderungen der Atmungsregulation auftreten.

Eine Beurteilung der Wirkung einer Temperatursenkung wird durch den Einfluß der Narkose auf die Atmungsregulation erschwert.

Durch eine Narkose wird die Empfindlichkeit des Atemzentrums gegenüber der CO_2-Spannung herabgesetzt, aber nicht aufgehoben; während die Ansprechbarkeit der Chemorezeptoren auf Sauerstoffmangel erhalten bleibt.

Bei hypothermen Hunden konnten GROSSE-BROCKHOFF und SCHOEDEL (1943 a u.b) durch Zusatz von CO_2 zur Inspirationsluft ab $28°$ nur noch eine geringe Steigerung und ab $26°$ keine Erhöhung des Atem-Minutenvolumens hervorrufen.

Diese Befunde konnten von BRUCK, ULMER und LÖHR (1954) bei Hundeversuchen in Evipannarkosen und Praemedikation mit Chlorpromazin, Promethazin und Dolantin bestätigt werden. Im Vergleich zur normalen Körpertemperatur war schon bei $30°$ die Reaktion auf Gaben von 5 % Kohlensäure vermindert, bei $28°$ trat eine stark verzögerte und nur geringe Steigerung des Atem-Minutenvolumens auf, und bei $25°$ fehlte eine eindeutige Reaktion.

Im Gegensatz zu diesen Ergebnissen fanden CRANSTON und M. (1955) die normale Reaktion auf Gaben von 6 % CO_2 bei hypothermen Hunden, die Morphin-Atropin und Thiophentalnarkose erhalten hatten, nur wenig herabgesetzt. Das AMV stieg bei normaler Temperatur im Mittelwert von 7 Versuchen auf 151,3 % und bei 25 bis $27°$ Körpertemperatur auf 143,6 % der mittleren Werte vor und nach der CO_2-Gabe.

Nach GROSSE-BROCKHOFF und SCHOEDEL (1943) überdauert bei allgemeiner Abkühlung die reflektorische Erregbarkeit über die Chemorezeptoren durch O_2-Mangel die direkte Erregbarkeit des Atemzentrums durch Erhöhung der CO_2-Spannung. Diese Autoren fanden die Empfindlichkeit gegenüber O_2-Mangel bei $29°$ noch recht groß, bei $27°$ aber schon deutlich vermindert.

Bei Hundeversuchen von BRUCK, ULMER und LÖHR (1954) wurde während der Abkühlung das AMV bei Gaben von 95 % Sauerstoff im Vergleich zur Raum-

luftluftatmung progressiv vermindert. Bei 22° Körpertemperatur wurde
das AMV durch Sauerstoffatmung auf 1/3 im Vergleich zur Zimmerluftatmung
bei gleicher Körpertemperatur gesenkt.

NASHAT und NEIL (1955) haben bei hypothermen Katzen nachweisen können,
daß die Reaktion der Chemorezeptoren auf Blutreize herabgesetzt ist.
Eine lokale Kälteeinwirkung auf das Carotiskörperchen hat nach BERNTHAL
und WEEKS (1939) sowie SCHMIDT, COMROE und DRIPPS (1939) einen ähnlichen
Effekt.

Zusammenfassend kann festgestellt werden, daß die Regulation der Atmung
durch die Kohlensäurespannung im arteriellen Blut bei fortschreitender
Abkühlung in Abhängigkeit von Art und Tiefe der Narkose herabgesetzt
bis vollständig aufgehoben ist.

Das Ansprechungsvermögen der Chemorezeptoren auf O_2-Mangel ist erheblich
widerstandsfähiger; es kommt aber bei sehr tiefer Abkühlung (24 bis 12°)
in Abhängigkeit von Art und Tiefe der Narkose im allgemeinen zuerst zu
einem Atemstillstand, bevor der Kreislauf versagt.

In Temperaturbereichen, die z.Zt. bei Patienten angewandt werden, ist
im allgemeinen eine noch ausreichende Spontanatmung vorhanden, vorausgesetzt, daß eine Atemdepression durch sehr tiefe Narkose vermieden wird.
Jedoch fanden ULMER, LÖHR und KATSAROS (1957) bei Untersuchungen von
sieben unserer Patienten eine etwas verminderte Ansprechbarkeit des Atemzentrums durch die Abkühlung: Bei Zusatz von 3 % Kohlensäure zum Atem-
gemisch steigerte sich zwar prozentual etwa gleichbleibend das Atemminutenvolumen bis herab zu 30°, diese Steigerung war aber im Gegensatz zur
Narkose in normaler Körpertemperatur nicht ausreichend, um einen geringen pH-Anstieg (0,05 - 0,1 pH-Einheiten) zu verhindern.

2. Veränderungen der Blutgase

Zur Ergänzung der Literaturübersicht über den Sauerstoffverbrauch und
die Ventilation in Hypothermie soll im folgenden eine zusammenfassende
Übersicht über die Veränderungen des Gasaustausches mit dem Blut und
den Geweben in Hypothermie gegeben werden.

Der Sauerstofftransport und die Sauerstoffversorgung der Gewebe

Die Dissoziationskurve des Oxyhämoglobin verschiebt sich in der Kälte
nach links (s.Abb.1).

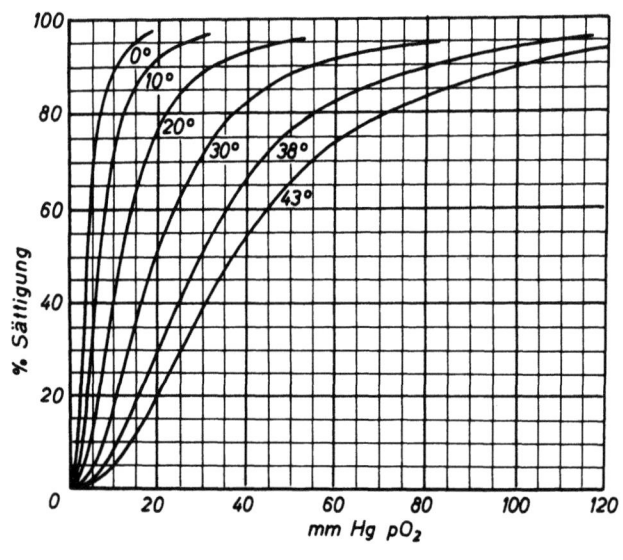

Abbildung 1

Einfluß der Temperatur auf die Oxyhämoglobin-Dissoziationskurve
(nach BROWN und HILL)

ALBERS (1957) konnte bei Hundeversuchen mit abgestuftem Sauerstoffmangel eine Linksverschiebung feststellen, die den Ergebnissen von DILL und FORBES (1941) im menschlichen Blut in vitro entsprach.

Diese stärkere Bindung von Sauerstoff an Hämoglobin in der Kälte begünstigt die Sauerstoffaufnahme in der Lunge und erhöht die Sättigung bei gleichem Sauerstoffdruck.

Bei gleicher Sättigung sind die Sauerstoffdrucke bei Abkühlung niedriger. Für die Gewebe steht deshalb weniger Sauerstoff zur Verfügung, und es kommt zu einer Verringerung der pO_2-Gradienten zwischen Kapillaren und Geweben.

Bei einem Abfall der pO_2-Werte im arteriellen Blut ist gleichzeitig ein Anstieg der alveolären Sauerstoffspannung zu beobachten. ALBERS (1957) fand beim Hund bei Abkühlung auf 25° Rectaltemperatur eine Zunahme der alveolären-arteriellen Spannungsdifferenz von 24 auf 70 mm Hg.

Da bei erhöhtem Sauerstoffgehalt der Atemluft die alveoläre-arterielle O_2Spannungsdifferenz sich extrem vergrößerte, nimmt ALBERS (1957) an, daß eine erhöhte Kurzschlußdurchblutung der Lunge, evtl. in Verbindung mit Verteilungsstörungen vorliegt.

In den niedrigeren Sättigungsbereichen des venösen Blutes ergibt sich zwar aus dem S-förmigen Verlauf der Oxyhämoglobin-Dissoziationskurve ein relativ geringerer Abfall der Sauerstoffspannung. Bei dem von ALBERS (1957) ermitteltem Abfall der p O_2-Werte im venösen Mischblut von 44 auf 22 mm Hg bei 25° entsteht aber die Frage, ob nicht der kritische venöse Sauerstoffdruck unterschritten wird, der nach OPITZ und SCHNEIDER (1955) bei 19 mm Hg liegt. (Nach neueren Daten von SCHNEIDER für das Gehirn des Hundes ist ein etwas tieferer kritischer venöser Sauerstoffdruck anzunehmen.) Unter Berücksichtigung der Senkung des kritischen venösen Druckes bei Temperaturabfall nach den Daten von BÄNDER und KIESE (1955) wurde von ALBERS (1957) berechnet, daß die Mittelwerte der O_2-Spannung im venösen Mischblut bei jeder Temperatur mehr als doppelt so hoch wie der jeweilige kritische Druck liegen.

Da außerdem eine schwere Hypoxie bei Atmung von 8 % Sauerstoff bei 30° und 5 % unterhalb 30° auch nach über einer Stunde den Kreislauf beim hypothermen Hund nicht beeinflußte und die lethalen Temperaturen nicht höher lagen als bei den Kontrollen, nimmt ALBERS an, daß in Hypothermie mit normalem oder erhöhtem O_2-Gehalt die Atemluft bei genügendem Kreislauf der kritische venöse O_2-Druck nicht unterschritten wird.

Es muß allerdings in Frage gestellt werden, ob diese Voraussetzung der genügenden Gewebsdurchblutung selbst bei einem im Hinblick auf die Senkung des Sauerstoffverbrauches als gut ausreichend angesehenen Herz-Minutenvolumen in Hypothermie immer zutrifft.

Wir haben bei mikroskopischer Beobachtung der Konjunktival-Gefäße bei Patienten in Hypothermie feststellen können, daß eine hochgradige Verlangsamung der Blutströmung in der terminalen Strombahn eintritt und sich Kapillaren und Arteriolen durch Erythrocyten-Aggregate verstopfen (KONRAD u. ZINDLER 1958).

Ähnliche Beobachtungen wurden im Tierexperiment von BIGELOW (1950) und von GELIN und LÖFSTRÖM (1954) gemacht.

Solche Gefäßverschlüsse könnten zur lokalen Asphyxie führen, ohne daß bereits Anzeichen einer Stoffwechselstörung im venösen Blut nachzuweisen sind.

SARAJAS und M. (1956) nehmen aufgrund pathologisch-anatomischer Untersuchungen an, daß der Kältetod die Folge solcher Verschlüsse von zahlreichen kleinen Arterien sei.

Kohlensäuretransport und metabolische Acidose

Durch die Kälte erhöht sich die physikalische Löslichkeit der Kohlensäure im Blut; bei Abkühlung auf 29° etwa um 20 %.

Die Alkalireserve erhöht sich gleichfalls durch die verringerte Dissoziation der Bluteiweißkörper. Bei tiefen Temperaturen steht also mehr Alkali für die Bindung der Kohlensäure zur Verfügung. (DILL u. FORBES 1941, BREWIN u.M. 1955, 1956.) Die CO_2-Bindungskurve des Blutes ist infolgedessen nach oben verschoben.

Diese in vitro Veränderungen werden bei der Hypothermie im Tierversuch oder bei Patienten durch das Auftreten einer Acidose beeinflußt. Wenn bei spontaner Atmung durch tiefe Narkose oder fortschreitende Temperatursenkung eine Atemdepression entsteht, kommt es zu einer respiratorischen Acidose mit arteriellen CO_2-Spannungen bis über 100 mm Hg (GROSSE-BROCKHOFF u. SCHOEDEL, 1943, OSBORN 1953, FLEMING 1954, BREWIN u.M. 1955, 1956). Bei Spontanatmung haben wir bei vorübergehender Atemdepression durch zu tiefe Narkose fast so hohe Werte bestimmen können.

Wenn eine Atemdepression vermieden wurde, waren jedoch bei unseren spontanatmenden Patienten in Äthernarkose bei Bestimmungen bis zu 25° rectal die pO_2-Werte in der Regel niedriger als normal.

Dabei war im allgemeinen auch die Alkalireserve erniedrigt. Bei einer Rectaltemperatur von 30° ging im Mittel etwa 1/3 der Kohlensäurebindungsfähigkeit - bei Annahme konstanter pH-Werte - verloren (ULMER, LÖHR u. KATSAROS 1957). Die in diesen Untersuchungen bei unseren Patienten erhobenen Befunde und die Ergebnisse von früheren Tierversuchen (BRUCK, GNÜCHTEL, LÖHR u. ULMER 1956) entsprechen einer metabolischen Acidose. Da ein Alkaliverlust als Ursache unwahrscheinlich ist oder nur geringfügig sein kann, ist eine Vermehrung der fixen Säuren anzunehmen.

Bei Bestimmungen der Milchsäure nach HORN und BRUNS (1956) und der Brenztraubensäure nach BÜCHER und PFLEIDERER wurde von HORN[1] bei 24 Patienten regelmäßig ein erheblicher Anstieg gefunden, der die Werte einer Vergleichsserie von Herzoperationen bei normaler Körpertemperatur weit übertraf.

BREWIN u.M. (1955, 1956) konnten in Hypothermie eine ähnliche metabolische Acidose und Erhöhung der Milchsäurewerte bei Hundeversuchen und sieben Patienten nachweisen.

---

1. Herrn Dr. HORN (I.Med.Klinik der Med.Akademie) sind wir für diese Bestimmungen zu Dank verpflichtet

Zur Abgrenzung der Hypothermiewirkung auf die Entstehung der Acidose ist der Effekt der Äthernarkose zu diskutieren. Daß Äther beim Hund eine metabolische und respiratorische Acidose bewirken kann, ist schon von früheren Untersuchern demonstriert worden (VAN SLYKE u.M. 1922, CULLEN u.M. 1923, LEAKE u.M. 1923, RONZONI u.M. 1924, FUSS 1930, FUSS u.DERRA 1933 a u.b, BUNKER u.M. 1951).

DERRA und FUSS haben schon 1932 bis 1936 in ihren grundlegenden Untersuchungen an großen Versuchsserien am Hund gezeigt, daß bei der Narkose, besonders aber bei Anwendung von Äther, eine erhebliche Senkung der Alkalireserve und ein Anstieg der Milchsäure im Blut erfolgt.

Nach eigenen Messungen bei einer Vergleichsserie von Herzoperationen in Äthernarkose bei normaler Körpertemperatur ist der Anstieg von Milchsäure und Brenztraubensäure wesentlich geringer als in diesen Tierexperimenten.

Auch PATRICK und FAULCONER (1952), HOLADAY und PAPPER (1952), TAYLOR und ROSS (1950) fanden nur eine geringe metabolische Acidose beim Menschen in Äthernarkose. Das spricht für die Annahme, daß die künstliche Hypothermie die Hauptursache der metabolischen Acidose ist. Durch Kältezittern in zu oberflächlicher Narkose kann diese metabolische Acidose erheblich verstärkt werden.

Eine Acidose wird von den meisten Autoren als ungünstig angesehen (SWAN u.M. 1953, McMURREY u.M. 1956, BREWIN u.M. 1955, 1956, OSBORN 1953, HEGNAUER u. COVINO 1956, BOERE 1956, 1957) und für die erhöhte Neigung zu Kammerflimmern in der Hypothermie verantwortlich gemacht.

Eine Kompensation dieser metabolischen Acidose durch Hyperventilation mit vermehrter CO_2-Elimination kann sich ungünstig im Sinne der Verminderung der Hirndurchblutung auswirken.

Deshalb erscheinen intravenöse Gaben von Natrium Bikarbonatlösungen sinnvoller. Sie sind aber nur bei größeren Veränderungen notwendig.

3. Aufgabe der eigenen Untersuchungen

Während zahlreiche tierexperimentelle Untersuchungen über die Wirkung der künstlichen Hypothermie auf die Atmung vorliegen, deren Ergebnisse im wesentlichen übereinstimmen, z.T. aber auch voneinander abweichen, sind nur wenige Veröffentlichungen über die Veränderungen am Menschen erschienen.

Abgesehen von den beiden älteren Arbeiten von SMITH und FAY (1940), sowie DILL und FORBES (1941) wurde der Einfluß der Hypothermie auf die Atmung bei Patienten von ZEAVIN und M. (1954), LOUGHEED und M. (1955) sowie BOTERELL und M. (1956) nur am Rande erwähnt.

Das Ziel eigener spirographischer Untersuchungen war es, zu klären, wie weit die Ergebnisse der Tierversuche auch bei künstlichen Hypothermien von Patienten für chirurgische Eingriffe zutreffen und welche besonderen Verhältnisse und Faktoren klinisch von Bedeutung sind.

Von den zahlreichen Problemen erschienen eine möglichst zuverlässige Voraussage der Senkung des Sauerstoffverbrauches in Abhängigkeit von der Senkung der Körpertemperatur, sowie Auftreten und Auswirkungen von stoffwechselsteigernden Gegenregulationen wichtig.

4. Untersuchungen und Untersuchungsmethoden

a) Untersuchungen und allgemeine Versuchsbedingungen

Die Atmung wurde vor und während der Hypothermie bei insgesamt 50 Patienten spirographisch registriert. Hiervon wurden zehn Fälle bei den folgenden Zusammenstellungen nicht verwendet, weil infolge der klinischen Bedingungen während der Narkose und Operation, Abkühlung und Erwärmung oder technischer Mängel nicht in genügend regelmäßigen und kurzen Abständen genaue Werte ermittelt werden konnten.

Tabelle 3 gibt Auskunft über Alter, Größe, Gewicht, Praemedikation sowie über die Diagnose der ausgewerteten Fälle. Die Narkose und die sonstigen Maßnahmen werden in den entsprechenden Kapiteln später beschrieben.

Tabelle 3

Alter, Größe, Gewicht, Prämedikation und Diagnose der 40 Patienten mit spirographischen Untersuchungen

Nr.	Geschl.	Alter Jahre	Größe cm	Gew. kg	Prämedikation	Diagnose
1	w	11	120	33,2	50 A, 90 D, 0,22 At	ASD
2	w	35	163	59,5	50 A, 90 D, 0,25 At	"
3	w	31	155	56,2	50 A, 75 D,	"
4	w	27	159	51,4	50 A, 75 D, 0,25 At	"
5	w	15	152	47,0	50 A, 80 D, 0,5 At	"
6	m	11	133	29,0	30 A, 50 D, 0,1 At	"
7	m	23	183	78,0	50 A, 100 D,	"
8	m	12	142	32,1	35 A, 60 D,	"
9	w	10	152	37,5	40 A, 50 D,	"
10	w	17	161	55,0	50 A, 80 D,	"
11	m	28	180	71,0	50 A, 100 D,	"
12	w	9	117	21,2	20 A, 40 D,	"
13	m	14	152	46,7	40 A, 70 D,	"
14	w	21	164	66,7	50 A, 100 D, 1,0 H	"
15	w	24	163	54,3	50 A, 75 D, 1,0 H	"
16	m	9	141	30,7	30 A, 50 D, 0,5 H	"
17	m	20	174	59,5	50 A, 100 D, 1,0 H	"
18	m	33	182	60,0	50 A, 100 D, 1,0 H	"
19	w	16	168	51,2	50 A, 75 D, 1,0 H	"
20	m	12	144	35,5	50 A, 25 D, 0,6 H	"
21	m	23	172	57,0	50 A, 100 D, 0,1 H	"
22	m	12	165	45,0	25 A, 70 D, 0,6 H	Pulmonalstenose
23	m	30	174	68,0	50 A, 100 D, 1,0 H	Fallot. Trilogie
24	w	16	164	36,3	45 A, 75 D, 0,8 H	ASD
25	m	35	176	54,0	50 A, 100 D, 1,0 H	"
26	w	21	164	59,0	50 A, 80 D, 1,0 H	Pulmonalstenose
27	w	29	164	48,0	50 A, 90 D, 1,0 H	ASD
28	m	16	170	52,0	50 A, 100 D, 1,0 H	"
29	w	51	165	50,3	50 A, 75 D,	Hirnaneurysma
30	w	22	168	60,0	50 A, 100 D, 1,0 H	"
31	m	50	172	65,0	50 A, 100 D, 1,0 H	"
32	w	46	159	77,5	50 A, 100 D, 1,0 H	"
33	m	53	175	72,5	50 A, 100 D, 1,0 H	"
34	w	51	161	66,0	37,5 A, 75 D, 1,0 H	"
35	m	36	172	56,5	50 A, 100 D, 1,0 H	"
36	w	31	172	60,0	50 A, 75 D, 1,0 H	"
37	m	35	168	69,0	50 A, 100 D, 1,0 H	a.v.Aneurysma (Hals)
38	m	36	168	70,0	50 A, 100 D, 1,0 H	Angiom Kleinhirn
39	w	43	165	51,0	50 A, 100 D, 1,0 H	Hirntumor
40	w	22	171	61,0	50 A, 100 D, 1,0 H	Hirnaneurysma

Zeichenerklärung:
- A   Atosil (Promethazin) in Milligram
- D   Dolantin in Milligramm
- At   Atropin in Milligramm
- H   Hydergin in ccm
- ASD Vorhof-Septumdefekt

b) Messungen

Zur Registrierung wurde der Spirograph D 52 (Firma Lode) verwendet, der einen Luftraum von etwa 7 l hat. Die Kohlensäure wird in einem Behälter innerhalb der Glocke mit etwa 2000 g Atemkalk absorbiert; zwei Flatterventile sorgen für einen Kreislauf der Atemgase. Das ganze System war mit Sauerstoff bzw. Sauerstoff-Äthergemisch gefüllt.

Bei einem Patienten (Nr. 36) wurde das Pulmotestgerät (Firma Godart) benutzt, das mit Umwälzung durch Flügelpumpe ohne Atemventile mit CO_2-Absorption durch Atemkalk arbeitet.

Bei den Spirographien vor der Narkose wurde der seit dem Vorabend nüchterne Patient, der in zwei Decken eingehüllt ruhig lag, nach einer Ruheperiode von 15 bis 20 min direkt an den Spirographen mit Hilfe eines Gummimundstückes für 10 bis 12 min zur Registrierung angeschlossen.

Bei 28 Patienten (Nr. 1 bis 28) mit Abkühlung im Eiswasserbad für Herzoperationen wurde jeweils beim Absinken der Rectaltemperatur um 1° der Spirograph direkt an den Endotrachealtubus angeschlossen und für 5 bis 10 min registriert. Diese temporäre Spirographie wurde ausgeführt, bis eine künstliche Beatmung wegen der Thoraxeröffnung beginnen mußte.

Bei 12 Patienten (Nr. 29 bis 40) war während der Operationen ohne Thoraxeröffnung die spontane Atmung erhalten und konnte während der gesamten Abkühlung und der Wiedererwärmung bis 31 bis 34°, d.h. für etwa 4 bis 6 Std. registriert werden.

Der Spirograph wurde hierzu anstelle des Atembeutels des Narkosegerätes (Romulus, Firma Dräger) angeschlossen.

Nur bei einem Patienten mußte die Spirographie für eine halbe Stunde unterbrochen werden, da wegen ungenügender Spontanatmung eine künstliche bzw. assistierte Beatmung erfolgte.

Sämtliche Metallverbindungen und Hähne im Kreislauf des Narkoseapparates wurden vorsorglich mit zähem Hahnfett abgedichtet.

Vor jeder Spirographie wurde das System sorgfältig auf Dichtigkeit geprüft.

c) Berechnungen

Aus den Spirographien wurde jeweils ein Mittelwert von 4 bis 10 min für Sauerstoffverbrauch, Atem-Minutenvolumen (planimetrisch) und Atemfrequenz ermittelt. Das durchschnittliche Atemvolumen wurde errechnet. Die Werte für den Sauerstoffverbrauch wurden jeweils auf 0°, 760 mm Hg und Trockenheit korrigiert (STPD) und als Bezugswert für die Veränderungen der Sollwert nach den Grundumsatztabellen von KNIPPING gewählt.

Für das Atemvolumen und das Atem-Minutenvolumen konnte auf eine Korrektur auf Lungenverhältnisse (BTPS), d.h. also die Umrechnung von der Spirometertemperatur auf die betreffende Körpertemperatur, 760 mm Hg und Wasserdampfsättigung verzichtet werden, da die Auswirkungen der geringen Temperaturunterschiede und der Luftdruckschwankungen bei den einzelnen Registrierungen relativ zu der großen Streuung der Ausgangswerte und zu den großen Veränderungen durch die Narkose und andere Einflüsse unwesentlich waren. Die größere Genauigkeit korrigierter Werte zur Mittelwertsbildung hat klinisch keine Bedeutung.

Bei einigen Patienten wurde der pH-Wert im Blut bestimmt. Die Messungen erfolgten bei der jeweiligen Körpertemperatur mit dem Beckmann Gerät GS und der Blutmeßkette 290/31 in einem Wasserbad oder mit dem Metrohmgerät E 148 c und der Michaelis Elektrode in einem Luftthermostaten.

5. Ergebnisse

a) Veränderungen der Sauerstoffaufnahme

Senkung der O_2-Aufnahme bei Abkühlung

Die Sauerstoffaufnahme der 40 Patienten wird in Abbildung 2 in Beziehung zur Rectaltemperatur bei der <u>Abkühlung</u> dargestellt. Dabei wurden jeweils auf 0°, 760 mm Hg und Trockenheit korrigierte Sauerstoffaufnahme pro min als Prozent des als 100 % eingesetzten Sollwertes der jeweiligen Patienten nach den Grundumsatztabellen nach KNIPPING eingezeichnet.

Aus den Einzelwerten wurden jeweils Mittelwerte über einen Temperaturbereich von 1° errechnet. Sie sind als Kästchen eingezeichnet.

Der Mittelwert der Ausgangswerte nach Praemedikation und vor Beginn der Narkose lag mit 112,0 % erheblich über dem Sollwert. Die durchschnittliche Rectaltemperatur betrug bei dem Ausgangswert vor der Narkose 37,4°.

Um einen Anhalt für die Größenordnung der O_2-Aufnahme nach der Einleitung der Narkose zu bekommen, wurde bei 20 Patienten noch <u>vor</u> Beginn der Abkühlung spirographisch registriert. Der Mittelwert dieser Bestimmungen nach Narkosebeginn war 92,60 % des Sollwertes. Im weiteren Verlauf fällt

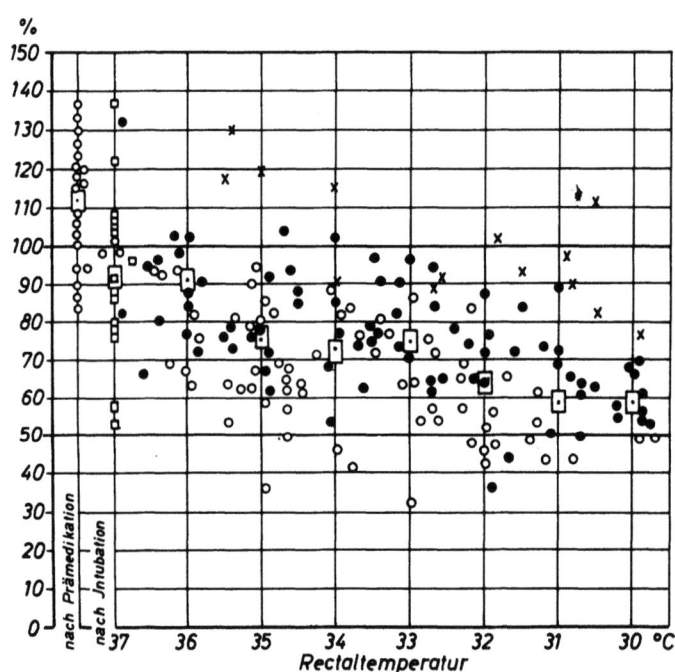

Abbildung 2

Sauerstoff-Aufnahme bei Abühlung (in % des Grundumsatz-Sollwertes)
  o Pat. 1 bis 28 Hypothermie im Eiswasserbad für Herzoperationen,
  • Pat. 29 bis 40 Hypothermie mit Gummimatten und teilweise Eispackung für Gehirnoperationen

die Mittelwertskurve etwas flacher kontinuierlich weiter ab; sie erreicht bei 34° etwa 73 % und bei 31 bis 30° etwa 60 % des Sollwertes.

Die Streubreite der Werte weist darauf hin, daß außer der Temperatursenkung noch andere Faktoren den Sauerstoffverbrauch beeinflussen. Auf diese Möglichkeit wird im folgenden und der Diskussion noch eingegangen. Werte bei deutlichem Kältezittern (+) wurden bei der Berechnung der Mittelwerte nicht berücksichtigt.

Ein erhöhter Muskeltonus ruft gleichfalls eine Stoffwechselsteigerung hervor. Unter klinischen Bedingungen ist eine Steigerung des Muskeltonus nur selten nachzuweisen. Da es nicht möglich war, sämtliche Werte bei erhöhtem Muskeltonus abzusondern, wurden auch die Werte, bei denen ein erhöhter Muskeltonus auffiel, zur Mittelwertsberechnung herangezogen.

Zur Demonstration der wechselnden Veränderungen des Sauerstoffverbrauches während einer Hypothermie ist in Abbildung 3 der <u>Verlauf</u> bei zwölf Fällen ohne Thoraxeröffnung (Nr. 29 bis 40) dargestellt.

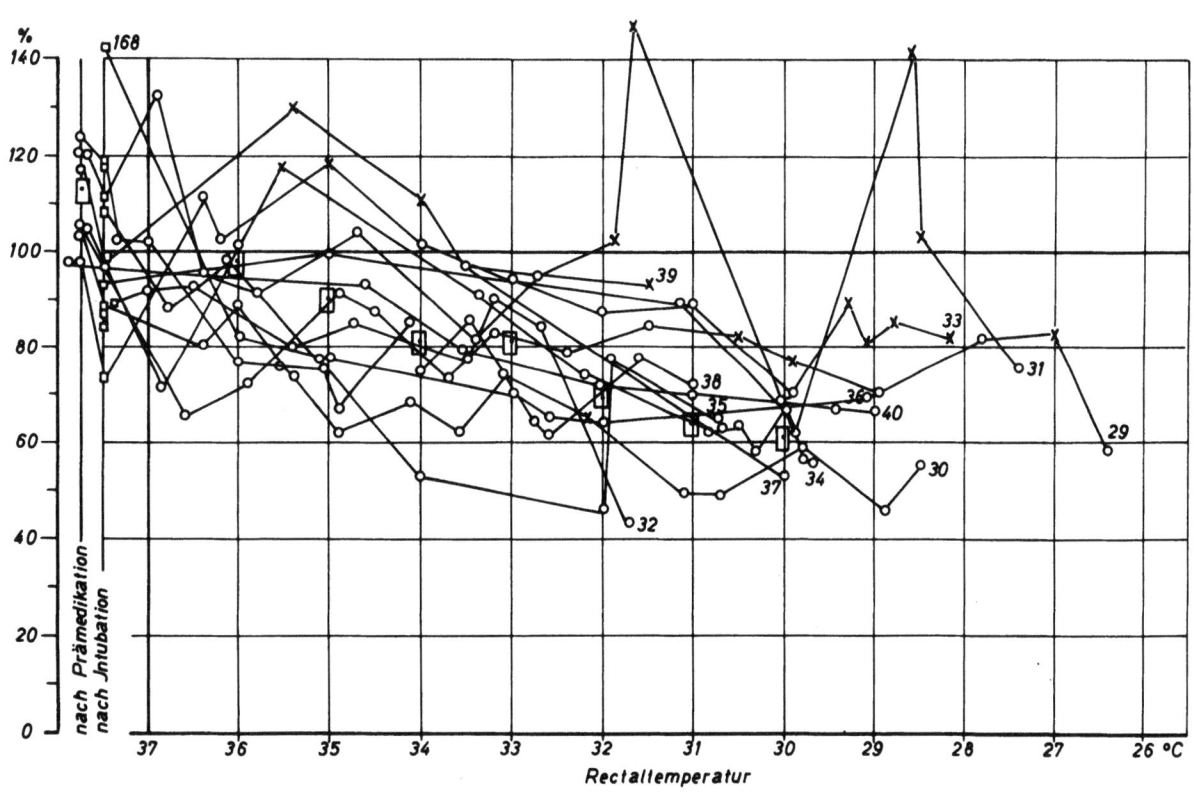

Abbildung 3

Verlauf der Sauerstoff-Aufnahme (in % des Grundumsatz-Sollwertes) bei Abkühlung mit Gummimatten und teilweiser Eispackung für Gehirnoperationen (Fälle 29 bis 40)

Die O_2-Aufnahme in Beziehung zur Rectaltemperatur ist wieder als Prozent des jeweiligen Grundumsatzsollwertes, der als 100 % eingesetzt wurde, eingezeichnet.

Am Ende der Verlaufslinien bei der Registrierung am tiefsten Temperaturpunkt während der Abkühlung, ist jeweils die laufende Nummer des Falles vermerkt (s.Tab. 3).

Bei z.T. erheblichen Schwankungen ist bei allen Verlaufslinien eine sinkende Tendenz festzustellen, so daß sich im Gesamtbild ein progressiver Abfall der O_2-Aufnahme ergibt. Vor Beginn der Abkühlung liegt das arithmetische Mittel der Werte nach Einleitung der Narkose und endotrachealer Intubation (□) bei 104,78 % des Sollwertes (Abb.3).

Die weiteren Mittelwerte (⊡) wurden jeweils wieder über den Bereich von 1° errechnet. Werte mit Kältezittern (+) wurden bei dieser Berechnung gleichfalls weggelassen. Die größere Streuung bei Beginn der Abkühlung weist auf die maximale Erregbarkeit in dieser Zone hin, die in Abhängigkeit von der Narkosetiefe in verschiedenem Ausmaß gedämpft wird. Bei sehr leichter Narkose kann der Sauerstoffverbrauch auch ohne bemerkbares Kältezittern über den Ausgangswert ansteigen (2 Fälle). Ein wesentlicher Abfall des O_2-Verbrauches tritt nur bei tiefer Narkose auf.

Gegenregulatorische Steigerung des Stoffwechsels

Während im allgemeinen bei fortschreitender Abkühlung der Sauerstoffverbrauch der Patienten kontinuierlich abfällt, treten vereinzelt wieder erhebliche Steigerungen auf (s.Abb.2 und 3). Dieser Anstieg wird durch eine gegenregulatorische Wärmeproduktion hervorgerufen, die sich vom erhöhten Muskeltonus zu feinen Muskelkontraktionen, die nur als Störungen der EKG-Registrierung zu erkennen sind und schließlich bis zum kräftigen Kältezittern des ganzen Körpers steigern können.

In Abbildung 4 ist als Beispiel eine Spirographie gezeigt, bei der der Sauerstoffverbrauch von einem Wert von 200 ccm/min bei Kältezittern bis auf 800 ccm/min, also um 400 % ansteigt.

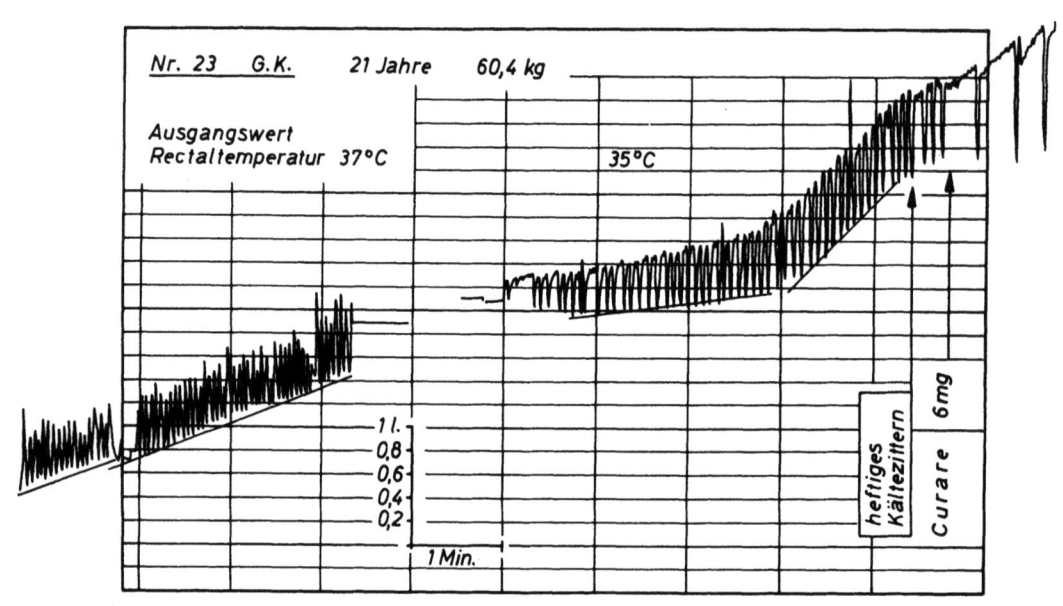

A b b i l d u n g   4

Anstieg der Sauerstoff-Aufnahme bei Kältezittern

Häufig erhöht sich die O_2-Aufnahme schon erheblich kurz bevor klinisch ein Muskelzittern zu beobachten ist, wie auch diese Registrierung zeigt. Die Sauerstoffaufnahme ist also ein guter Indikator für den Beginn einer gegenregulatorischen Stoffwechselsteigerung. Ein reaktiver Anstieg der Sauerstoffaufnahme war nur bei leichter Narkose zu beobachten und konnte durch Vertiefung der Narkose oder Gabe von Muskelrelaxantien unterdrückt werden.

Sauerstoffaufnahme und Temperatur der Körperoberfläche

In Abbildung 5 wird der Einfluß von Temperaturveränderungen der Körperoberfläche durch die Erhöhung der Wassertemperatur im Gummianzug, bzw. die gleichzeitige Erwärmung durch Kurzwellen auf die Sauerstoffaufnahme gezeigt (Fall 30).

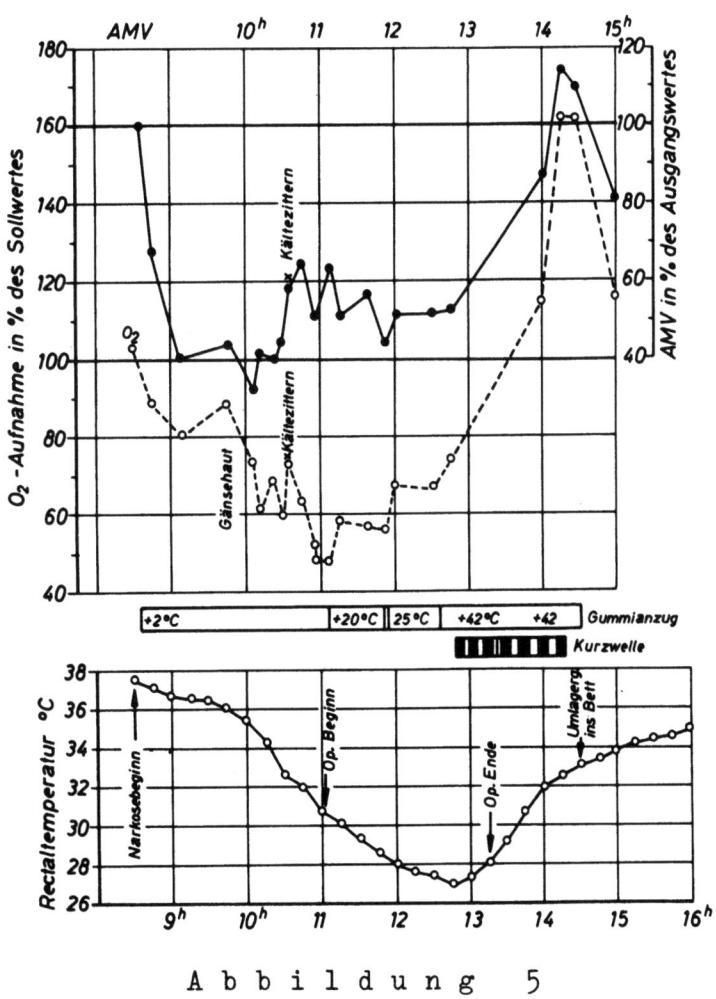

A b b i l d u n g   5

Einfluß der Temperatur des Gummianzuges auf die Sauerstoffaufnahme und das Atemminutenvolumen

Der Sauerstoffverbrauch sinkt zunächst durch Einleitung der Narkose auf 88,8 % ab. Bei Beginn der Abkühlung für eine neurochirurgische Operation durch Gummianzug und eine Eispackung der unteren Körperhälfte entsteht bei einer Atemdepression durch tiefe Cyclopropan-Äthernarkose ein weiterer Abfall auf 80 %. Die Cyclopropangabe wird nun eingestellt und die Narkose wird leichter, so daß eine Kältereaktion mit Gänsehaut entsteht und der Sauerstoffverbrauch wieder um 9 % ansteigt.

Bei dann stärker abfallender Rectaltemperatur sinkt der Sauerstoffverbrauch auf 61 % ab, um dann bei Auftreten von Kältezittern sich wieder auf 74 % zu erhöhen. Bei Operationsbeginn zur Eröffnung der Schädelhöhle, der sich durch die Freilegung beider Carotiden und Vertebralarterien etwas verzögert hat, ist der Sauerstoffverbrauch bei einer Rectaltemperatur von 30,7° unter 50 % gesenkt.

Um einen zu starken Temperaturabfall aufzuhalten, wird jetzt der Gummianzug mit Wasser von 20° durchströmt. Damit wird die Körperoberfläche wieder etwas erwärmt und der Sauerstoffverbrauch steigt trotz weiter fallender Rectaltemperatur wieder um 10 % an und erhöht sich bei einer Wassertemperatur von 25° weiter um 8 %.

Das Atem-Minutenvolumen steigt nach einem anfänglichen Abfall durch die tiefe Narkose bei Kältezittern und leichterer Narkose wieder an.

Bei der <u>Wiedererwärmung</u> durch Erhöhung der Wassertemperatur im Gummianzug auf 42° und Kurzwellendurchflutung gehen O_2-Verbrauch und Atem-Minutenvolumen sprunghaft in die Höhe und überschreiten schon bei etwa 32° den Ausgangswert.

<u>Anstieg der Sauerstoffaufnahme bei Erwärmung</u>
Abbildung 6 zeigt die Sauerstoffaufnahme in Prozent des Sollwertes bei 40 Fällen während der Erwärmung im Gummianzug. Jeweils über den Bereich von 1° wurden Mittelwerte errechnet (□).

Bei Erhöhung der Rectaltemperatur steigt die Mittelwertskurve bei größerer Streubreite der Werte wieder an. Sie liegt bei entsprechenden Rectaltemperaturen wesentlich höher als bei der Abkühlung und überschreitet die Ausgangswerte schon vor dem Erreichen einer normalen Körpertemperatur bei 33°.

Spirographische Registrierungen wurden im allgemeinen nur bis zum Entfernen des endotrachealen Tubus - also bis etwa 34° rectal - durchgeführt,

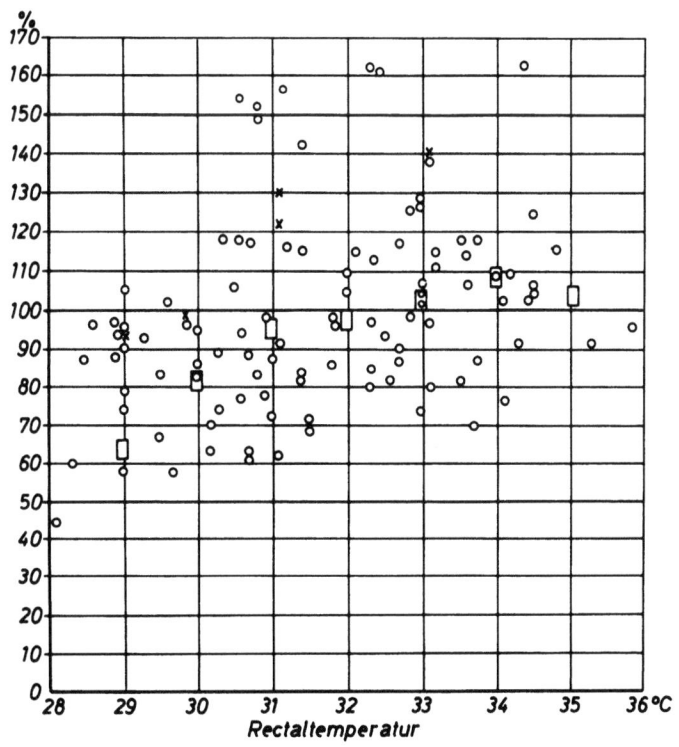

Abbildung 6

Sauerstoffaufnahme bei Erwärmung (40 Patienten)

da die Patienten beim Erwachen aus der Narkose häufig motorisch sehr unruhig sind und deshalb meist keine vergleichbaren Werte bei Körperruhe gewonnen werden können. Außerdem ist es oft schwierig, bei den schon reagierenden Patienten, die noch nicht ihr volles Bewußtsein erlangt haben, einen luftdichten Abschluß des Mundstückes zu erreichen.

b) Diskussion der Veränderungen der Sauerstoffaufnahme

Wahl des Bezugswertes

Da es unter den bestehenden Bedingungen nicht möglich war, den Sauerstoffverbrauch unter strengen Grundumsatzbedingungen zu bestimmen, wurde als Bezugswert für die einzelnen Meßwerte der Sollwert nach den Tabellen von KNIPPING gewählt, der Gewicht, bzw. Körperoberfläche, Alter und Geschlecht berücksichtigt.

Der Mittelwert der Sauerstoffaufnahme nach Prämedikation in thermoindifferenter Umgebung und nach einer Ruheperiode von 15 bis 25 min betrug 112,0 % des Sollwertes. Als Hauptursache dieses hohen Ausgangswertes ist die psychische Erregung durch die bevorstehende Operation anzusehen, die besonders in einigen Fällen durch die Prämedikation nicht genügend gedämpft wurde, so daß 29 Werte über dem Sollwert (bis 160 %) lagen. Bei

18 Fällen lag der Ausgangswert innerhalb der von HOLLMANN und M. (1956) ermittelten individuellen Streubreite des Grundumsatzes von ± 10 %.

Es muß auch erwogen werden, daß bei den 28 Patienten mit Vorhofseptumdefekten der Kurzschluß im kleinen Kreislauf eine vermehrte Herzarbeit und damit einen erhöhten Sauerstoffverbrauch hervorruft.

Einfluß der Narkose auf den Sauerstoffverbrauch

Da der Ausgangswert bei diesen Fällen vorwiegend durch psychische Einflüsse erhöht war, sank der Sauerstoffverbrauch durch die Einleitung der Narkose von 111,7 % auf 92,6 % erheblich ab.

Der Sauerstoffverbrauch wird durch die Narkose im allgemeinen gegenüber dem Ausgangswert gesenkt. Daraus kann aber nicht abgeleitet werden, daß durch die Narkosemittel eine spezifische Senkung des Sauerstoffverbrauches bewirkt wird, denn dieser Ausgangswert ist gegenüber minimalen Werten unter Grundumsatzbedingungen in der Regel erhöht. Deshalb können Literaturangaben, die als Bezugswert für Veränderungen den Sauerstoffverbrauch vor Beginn der Narkose verwenden, nicht verwertet werden. Auch wenn Temperaturänderungen nicht berücksichtigt werden, entstehen Fehler, da während der Narkose, besonders bei kühler Umgebungstemperatur, die Körpertemperatur absinkt. Bei Kleintieren ist dieser Abfall der Rectaltemperatur besonders stark.

Bei Tierversuchen ist es sehr schwierig, echte Grundumsatzwerte zu erhalten.

Im Vergleich zu den jeweiligen Minimalwerten, die bei häufigen Messungen an dressierten Hunden gewonnen wurden, konnten BRENDEL, KOPPERMANN und THAUER (1954), sowie L'ALLEMAND, BRENDEL und USINGER (1955) weder durch Prämedikation noch durch verschiedene Narkosemittel eine Senkung des Sauerstoffverbrauches erreichen. Bei diesen Hundeversuchen waren die niedrigsten Werte bei Äthernarkose deutlich höher als die tiefsten Werte in Barbituratnarkose. Auch BREWSTER und M. (1953) fanden während der Äthernarkose bei Hunden eine Steigerung der O_2-Aufnahme.

Dieser höhere Sauerstoffverbrauch in Äthernarkose wurde durch eine Steigerung der Atemarbeit (ALBERS, BRENDEL u. USINGER 1955) bzw. durch die Adrenalinausschüttung bei Einleitung der Narkose (BREWSTER u.M. 1955) erklärt. SHAKMAN (1951) fand zwar nach Einleitung von Thiopental-Lachgas-Cyclopropannarkosen in verschiedenen Kombinationen einen mittleren Abfall des Sauerstoffverbrauches von 22 % bei 20 von 23 Patienten, aber bei 12 von diesen 23 Patienten war der Ausgangswert des Sauerstoffverbrauches 13 bis 63 % höher als der Grundumsatztabellenwert (zit. nach TOPKINS und ARTUSIO 1955).

Bei Patienten ohne Prämedikation ermittelten TOPKINS und ARTUSIO (1955) nach 1 Stunde leichter Äther- bzw. Cyclopropannarkose (Stadium III,1) eine durchschnittliche Erhöhung um 9 % bzw. 15 % über den Grundumsatztabellenwert.

Die Ergebnisse der angeführten Arbeiten, die durch die Narkose entweder keine wesentliche Veränderung oder eine mäßige Steigerung des O_2-Verbrauches in bezug auf Minimalwerte fanden, stehen im Gegensatz zu der mittleren Senkung um 7,4 % unter Grundumsatztabellenwerte bei unserer Vergleichsserie von 20 Patienten.

Diese mäßige Senkung könnte als zufällig und noch im normalen Schwankungsbereich liegend angesehen werden, oder auch durch die den kombinierten Effekt von Prämedikation und verhältnismäßig tiefer Narkose (Stadium III,3), die zu einer mehr oder weniger ausgesprochenen Atemdepression führte (bis 52,6 % des Ausgangswertes des Atem-Minutenvolumens) erklärt werden (s.Abb.8).

Eine Aufnahme bzw. Abgabe von Ätherdämpfen oder von Cyclopropan im sauerstoffgefüllten System der Körpergewebe, eine evtl. Änderung der Körpertemperatur bzw. der Temperatur im Spirometer während der Registrierung wurden als unwesentlich ausgeschlossen bzw. berücksichtigt.

Als eine weitere Fehlerquelle ist die Ausscheidung von Stickstoff zu diskutieren. Bei spirographischen Messungen kann eine Stickstoffausscheidung des Körpers in das geschlossene System den Volumenverlust durch Sauerstoffaufnahme im Spirographen während der Atmung verkleinern. Dadurch kann eine Verminderung der Sauerstoffaufnahme vorgetäuscht werden.

Wird nämlich nach vorheriger Luftatmung eine Versuchsperson an ein mit Sauerstoff gefülltes geschlossenes Spirographensystem angeschlossen, erfolgt sofort in Abhängigkeit von dem Rauminhalt eine Verdünnung des Stickstoffes, der sich in den Atemwegen des Patienten befindet.

Das vorher bestehende Gleichgewicht zwischen der Stickstoffspannung in der Alveolarluft, dem Blut und den Geweben wird dadurch gestört. Die Folge ist, daß aus den Geweben und dem Blut Stickstoff in die Alveolen ausgeschieden wird. Es erfolgt also dadurch eine Volumenvermehrung in einem geschlossenen Spirographensystem, bis sich ein erneutes Gleichgewicht zwischen den Stickstoffspannungen im Gewebe, Blut und Alveolen wieder eingestellt hat.

Diese Fehlerquelle ist bei unseren Untersuchungen als unbedeutend anzusehen.

Vor der endotrachealen Intubation atmete der Patient in einem halboffenen System ohne Rückatmung reinen Sauerstoff oder wurde mit einem Sauerstoffzustrom von etwa 10 l/min künstlich beatmet.

Hierdurch wird erreicht, daß reiner Sauerstoff eingeatmet wird und Stickstoff ausgewaschen wird.

Durch dieses Vorgehen wird die Sauerstoffspannung in den Luftwegen maximal erhöht, so daß eine Sauerstoffreserve während der Unterbrechung der künstlichen Beatmung zur endotrachealen Intubation vorhanden ist. Zur Intubation wird eine Apnoe durch vollständige Muskellähmung mit Succinycholin erzeugt. Bei hoher Sauerstoffspannung in den Atemwegen erfolgt auch ohne Atembewegungen eine Sauerstoffaufnahme durch die apnoische Diffusionsoxygenation (HOLMDAHL 1956).

Nach der Intubation im Atemstillstand wird der Patient an das geschlossene System des Narkoseapparates angeschlossen und mit reinem Sauerstoff und Äther künstlich beatmet bis die Spontanatmung wiederkehrt, wenn die Wirkung von Succinycholin nach 4 bis 7 min wieder abgeklungen ist.

Eine spirographische Registrierung der Sauerstoffaufnahme wurde nach weiteren 10 bis 15 min begonnen.

Da nach dem beschriebenen Vorgehen also zuerst Stickstoff ausgewaschen wurde und dann für mindestens 15 min der Patient in einem geschlossenen System fast 100 % Sauerstoff atmete, erfolgte schon <u>vor</u> der spirographischen Registrierung eine <u>Elimination</u> des Stickstoffes. Die möglicherweise noch in den Geweben vorhandenen Stickstoffmengen sind nach den Untersuchungen von FOWLER (1952) als so gering anzusehen, daß ein möglicher Fehler als unbedeutend anzusehen ist.

Bei dem Anschluß des Spirographen zur Registrierung während der Hypothermie wurde darauf geachtet, daß keine Luft eingeatmet werden konnte.

Die Registrierung des Ausgangswertes zu Beginn der Narkose erfolgte länger als 10 min. Dabei wurde der Sauerstoffverbrauch erst in den letzten 5 min bei gleichmäßigem Verlauf ausgewertet.

Das verhältnismäßig kleine Volumen des Spirographen erlaubt einen schnellen Ausgleich der Differenzen der Stickstoffspannung.

Ein evtl. noch möglicher geringer Fehler hat für die Ergebnisse bei der Hypothermie keine Bedeutung, da alle Werte auf den Sollwert des O_2-Verbrauches bezogen wurden.

Senkung der Sauerstoffaufnahme bei Abkühlung

Ein Vergleich der durchschnittlichen Senkung des Sauerstoffverbrauches bei der Abkühlung in der vorliegenden Serie mit den Literaturangaben soll auf den Bereich von 31 bis 30° beschränkt werden, da diese Temperaturen wesentlich für die Kreislaufunterbrechung bei Operationen sind. Aus unseren Werten ergab sich eine durchschnittliche Senkung auf 60 % des Sollwertes.

Wie aus Tabelle 1 ersichtlich ist, ergab sich während der Oberflächenabkühlung von Hunden und Affen bei 30° Rectaltemperatur eine Senkung von 50 bis 60 % und im Durchschnitt etwa 55 %. Dabei wurde diese Senkung bei der Mehrzahl der Untersuchungen auf den Sauerstoffverbrauch in Narkose vor der Abkühlung bezogen.

Unter Berücksichtigung dieses unterschiedlichen Bezugswertes und der verschiedenen Verhältnisse bei Tier und Mensch ergab sich damit eine recht gute Übereinstimmung der Ergebnisse.

Die Angaben über Untersuchungen am Menschen (Tab.2) erlauben wegen ihrer geringen Zahl und den verschiedenen Bedingungen keinen gültigen Vergleich.

Bei den Patienten von SMITH und FAY (1940) sowie von DILL und FORBES (1941) erfolgte nur eine sehr leichte Narkose oder Sedierung, so daß ein Vergleich der Ergebnisse nicht sinnvoll ist.

Die verhältnismäßig geringe Senkung der Sauerstoffaufnahme bei zwei Patienten mit Gehirnoperationen von LOUGHEED u.M. (1955) auf 65 % bei 30° und 52 % bei 28° liegen innerhalb der Streubreite der relativ höheren Werte bei unseren neurochirurgischen Patienten (Abb.3 u.7).

Die relativ große Streubreite und das höhere Niveau der Fälle ohne Thoraxeröffnung (Abb.3) erklärte sich aus den besonderen Verhältnissen bei diesen Operationen, die im folgenden diskutiert werden.

Vergleich der Fälle mit Abkühlung im Eiswasserbad und im Gummianzug

In Abbildung 7 sind die Mittelwerte des O_2-Verbrauches in Prozent des Sollwertes bei Abkühlung und Wiedererwärmung von zwei Gruppen und ihrer Kombination zusammen dargestellt. Die Zahlen bei den jeweiligen Punkten geben die Anzahl der Einzelwerte an, aus denen der betreffende Mittelwert errechnet wurde. Einzelwerte für die erste Gruppe mit Herzoperationen (Nr.1 bis 28), die im Eiswasserbad abgekühlt wurden, sind aus Abbildung 2 zu ersehen. Einzelwerte, Verlauf und Mittelwerte der zweiten Gruppe ohne

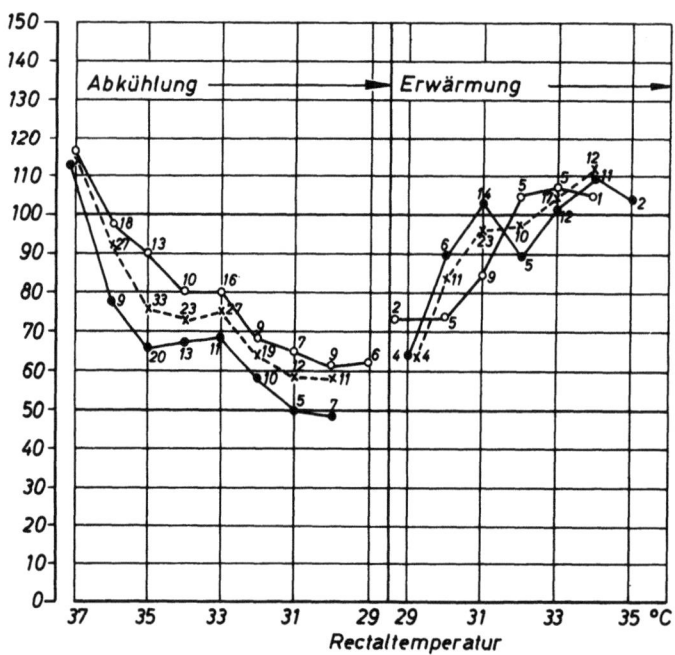

Abbildung 7

Vergleich der Mittelwertskurven der Sauerstoffaufnahme bei Abkühlung und Erwärmung

●——● Pat. 1 bis 28,
x---x Pat. 1 bis 40,
o——o Pat. 29 bis 40

Thoraxeröffnung, die nur im Gummianzug oder mit gleichzeitiger teilweiser Eispackung abgekühlt wurden, sind aus den Abbildungen 2 und 3 ersichtlich.

Bei einem Vergleich fällt auf, daß bei der Abkühlung alle Mittelwerte der Gruppe von Patienten ohne Thoraxeröffnung (29 bis 40) erheblich höher liegen.

Welche Gründe hat nun dieses unterschiedliche Verhalten? Als wesentliche Ursache dafür ist die erheblich verschiedene Temperatur der Körperoberfläche bei diesen beiden Gruppen anzusehen.

Die erste Gruppe der Fälle 1 bis 28 wurde im Eiswasserbad, das eine Temperatur von 4 bis 6° hat, bis zu einer Rectaltemperatur von 32 bis 31° abgekühlt. Also wurde bei diesen Fällen die Sauerstoffaufnahme bei einer sehr kalten Körperoberfläche gemessen, die einen stark reduzierten Stoffwechsel hat.

Im Gegensatz hierzu war die Temperatur der Körperoberfläche bei den Patienten der zweiten Gruppe (Fälle 29 bis 40) um etwa 10 bis 25° höher mit einem folglich auch erheblich größeren Sauerstoffverbrauch (vgl. auch Abb. 5, S.27).

Diese Patienten wurden nur im Gummianzug oder in einer Kombination des Gummianzuges mit einer teilweisen Eispackung abgekühlt.

Bei Herzoperationen ist eine spirographische Registrierung gerade in dem wichtigsten Temperaturbereich vor der Kreislaufunterbrechung nicht mit genügender Genauigkeit möglich, da der Thorax dann immer seit über 1/2 Stunde eröffnet ist und deshalb künstlich beatmet wird.

Bei der neu entwickelten und jetzt für Herzoperationen verwendeten Abkühlungsmethode wird der Patient, mit Ausnahme des Kopfes und der Arme, vollständig in eine Eispackung eingehüllt.

Die Temperatur der Körperoberfläche entspricht dabei den Verhältnissen im Eiswasserbad. Diese Eispackung wird aber schon bei einer Rectaltemperatur von etwa 34° entfernt und der Patient in den Gummianzug eingehüllt.

Die Wassertemperatur im Gummianzug richtet sich nach dem weiteren Abfall der Körpertemperatur. Sie war in der Regel viel niedriger als bei den Patienten mit neurochirurgischen Operationen, da bei der wesentlich kürzeren Operationszeit bis zur Kreislaufunterbrechung eine schnellere Temperatursenkung erforderlich war.

Während bei den neurochirurgischen Patienten die Narkose relativ leicht war, um die Spontanatmung nicht zu beeinträchtigen, war bei den Herzoperationen die Narkose wesentlich tiefer. Bei sehr oberflächlicher Narkose können ungünstige Kreislaufreflexe auftreten (BRENDEL 1957), die sich gerade bei Herzfehlern ungünstig auswirken würden.

Die Bedingungen bei der jetzt verwendeten Abkühlungsmethode liegen also in bezug auf die wesentlichen Faktoren für die Sauerstoffaufnahme-Temperatur der Körperoberfläche und Narkosetiefe - _zwischen_ den Verhältnissen dieser beiden Gruppen.

Deshalb erschien es zweckmäßig, aus der Zusammenfassung aller Werte der ersten Gruppe mit Eiswasserbad und der zweiten Gruppe mit Gummianzug und teilweise Eispackung, Mittelwerte zu berechnen, die dann einen guten Anhalt für die durchschnittliche Senkung des O_2-Verbrauches bei der jetzt verwendeten Methode geben können.

Bei der _Erwärmung_ waren dagegen keine einheitlichen Unterschiede zwischen den beiden Gruppen und ihrer Kombination festzustellen.

Die Differenzen der sich überschneidenden Verbindungslinien der Mittelwerte der beiden Gruppen und ihrer Kombination kann durch die bei der Erwärmung stets größeren Streuung der Einzelwerte (s.Abb.6) erklärt werden.

Die Bedingungen bei der Wiedererwärmung (Wassertemperatur im Gummianzug von 38 bis 42°, Kurzwellenerwärmung und eine relativ leichte Narkose) waren bei allen Patienten einheitlich.

Anstieg der Sauerstoffaufnahme bei Wiedererwärmung

Während der Erwärmung fällt auf, daß die Einzelwerte in Abbildung 6 sehr viel stärker streuen und daß die Mittelwertskurve erheblich höher liegt als bei den entsprechenden Rectaltemperaturen während der Abkühlung (Abb.2 u.7).

Als Hauptursache dafür sind die verschiedenen Temperaturgradienten im Körper anzusehen. Während bei der Abkühlung die Körperoberfläche gleich sehr stark abgekühlt wird und deshalb dort der Stoffwechsel sehr reduziert ist, fällt die Temperatur im Rectum sehr langsam ab.

Bei Beginn der Wiedererwärmung wird die Temperatur der Körperoberfläche um 25 bis 35° erhöht. Die schlecht durchblutete Rectalschleimhaut erwärmt sich aber nur sehr langsam.

Der Sauerstoffverbrauch der großen Körperoberfläche steigt dadurch sehr schnell an. Gleichzeitig werden durch das Blut alle Organe und vorzugsweise die, die am Gesamtsauerstoffverbrauch wesentlich beteiligt sind, auch schneller erwärmt. Die Durchblutung ist ja um so größer, je höher der Sauerstoffverbrauch des Organes ist.

Diese unterschiedlichen Temperaturgradienten im Körper kommen auch dadurch zum Ausdruck, daß die Oesophagustemperatur, die während der Abkühlung immer 1 bis 2° tiefer liegt, jetzt bei Beginn der Erwärmung schneller ansteigt und dann stets wesentlich höher als die Rectaltemperatur ist.

Bei Tierexperimenten sind infolge der geringen Größe bzw. der relativ größeren Oberfläche der Versuchstiere diese Temperaturgradienten während der Hypothermie wesentlich geringer. Hierdurch können die geringeren Unterschiede der Sauerstoffaufnahme bei gleichen Rectaltemperaturen während der Abkühlung und Wiedererwärmung erklärt werden.

c) Veränderungen des Atem-Minutenvolumens bei Abkühlung und Erwärmung

In Abbildung 8 ist das Verhalten des Atem-Minutenvolumens bei der Abkühlung und Wiedererwärmung in Prozent des Ausgangswertes dargestellt.

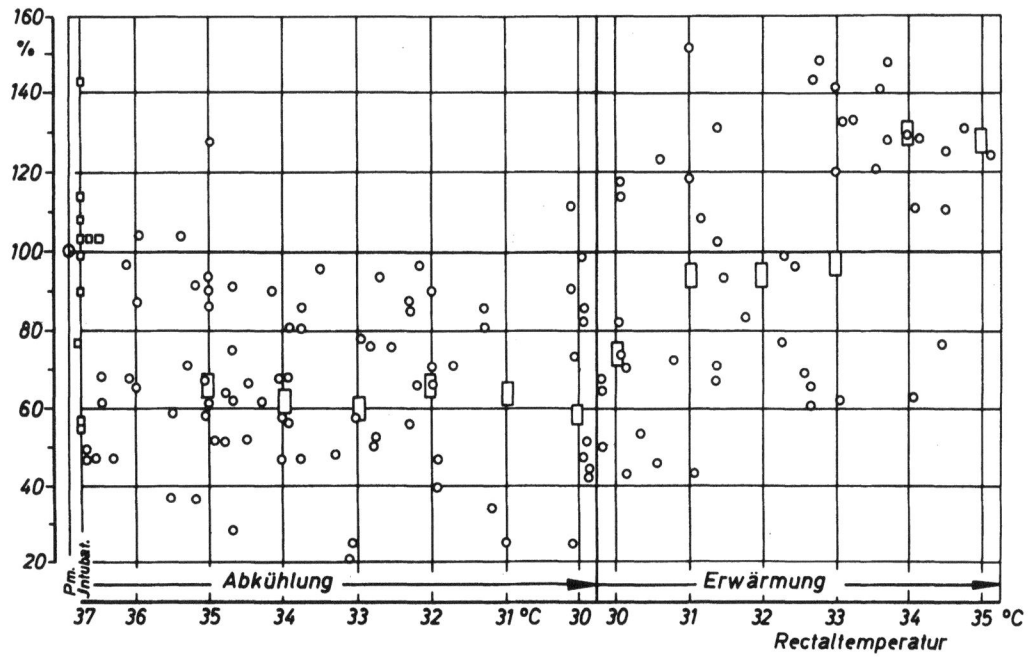

Abbildung 8

Atem-Minutenvolumen in Prozent des Ausgangswertes bei Akühlung und Erwärmung

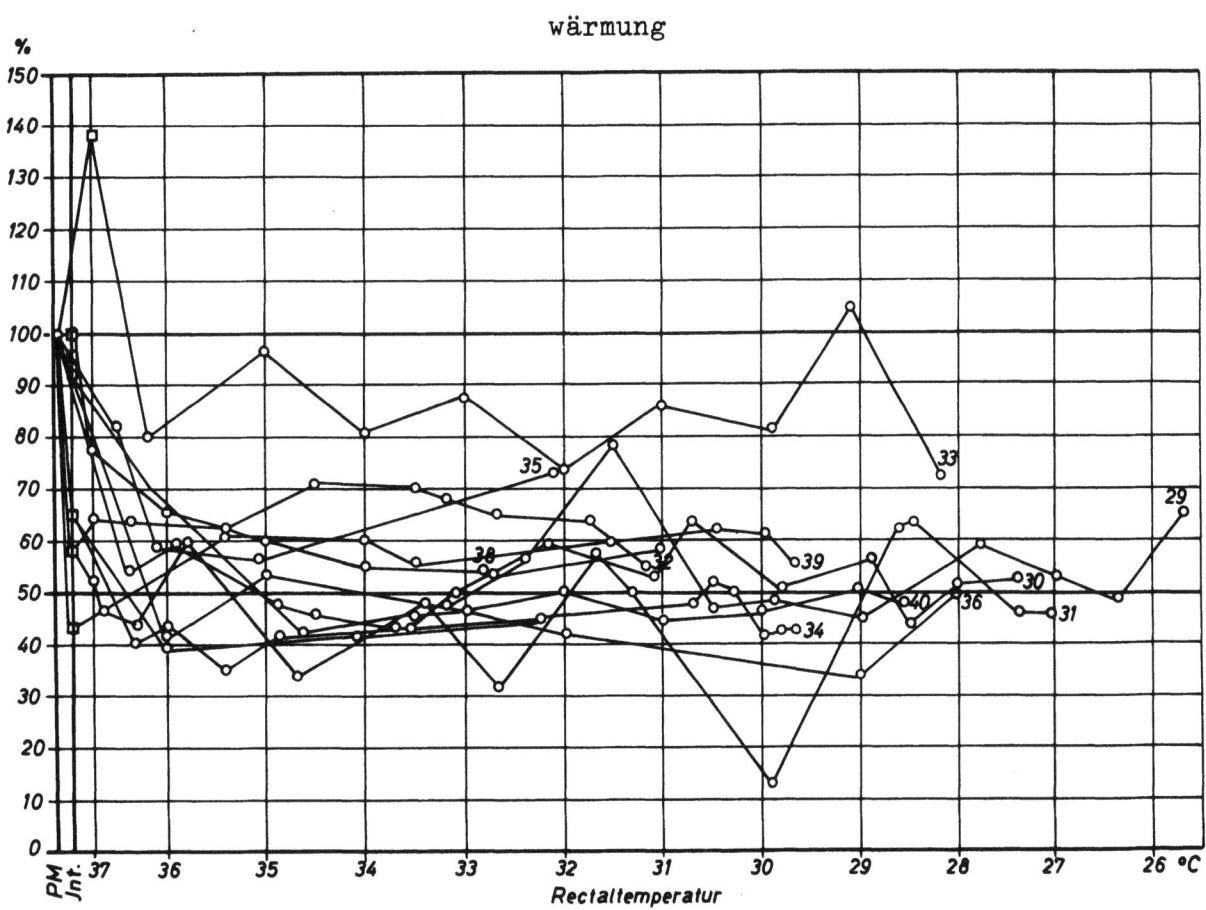

Abbildung 9

Verlauf des Atem-Minutenvolumens in Prozent des Ausgangswertes. Abkühlung in Gummimatten

Die Ziffern am Ende der Kurven bezeichnen die Nummern des Patienten nach Tabelle 3.

Das Atem-Minutenvolumen wird sehr stark durch die Art und Tiefe der Narkose beeinflußt. Dadurch erklärt sich die relativ große Streuung der Einzelwerte.

Es wird auch verständlich, daß bei Beginn der Abkühlung, wo die Narkose meist sehr tief ist, ein starker Abfall erfolgt, und daß dann eine zunehmende Verminderung im weiteren Verlauf der Abkühlung, wo die Narkose im allgemeinen etwas flacher wird, unterbleibt.

Im Gegensatz dazu ist die Narkose bei der Wiedererwärmung gleichbleibend relativ oberflächlich.

Aus Abbildung 9 ist der Verlauf des Atem-Minutenvolumens der Fälle 29 bis 40 ersichtlich

Diskussion

Von den Veränderungen des Atem-Minutenvolumens (AMV) sind besonders drei Fragen von Interesse.

1. Ist die Spontanatmung immer ausreichend und wann ist eine assistierte oder künstliche Beatmung notwendig?
2. Welche Richtlinien ergeben sich für das richtige AMV bei künstlicher Beatmung bei verschiedener Rectaltemperatur?
3. Welche Ursachen hat die Hyperventilation bei der Erwärmung?

ad 1.

Für die gegenwärtig angewendete Hypothermie bis zu 29 bis 28° darf nach den vorliegenden Ergebnissen und den Literaturangaben angenommen werden, daß die Spontanatmung ausreichend sein kann, vorausgesetzt, daß nicht eine zu tiefe Narkose eine Atemdepression hervorruft oder andere Umstände die Atmung behindern.

Da jedoch das Gewicht der Eispackung mechanisch die Atembewegungen behindert, und relativ häufig durch eine tiefe Narkose das AMV vermindert war und sich außerdem die Gabe von Muskelrelaxantien zur Unterdrückung des Kältezitterns als vorteilhaft erwies, wird z.Zt. während der Abkühlung für Herzoperationen eine künstliche Beatmung bevorzugt.

Bei neurochirurgischen Operationen wird jedoch meist die spontane Atmung erhalten, damit zentrale Atemstörungen während der Operation sofort erkannt werden können. Jeder Atemzug wird aber assistiert. Bei diesen Operationen ist die spontane Atmung der beste Anhalt für die Narkosetiefe

und erleichtert die oft schwierige Steuerung zwischen zu leichter Narkose
mit Kältezittern und tiefer Narkose mit der Gefahr eines erheblichen
Blutdruckabfalles. Die bei Herzoperationen zur Beurteilung der Narkosetiefe verwendete Registrierung des EEG ist bei Operationen am Kopf nicht
störungsfrei durchführbar.

ad 2.

Bei künstlicher Beatmung ergibt sich die Frage, welches AMV bei der betreffenden Rectaltemperatur als richtig anzusehen ist.

Bei der Beantwortung dieser Frage ist zu berücksichtigen, daß besonders
bei O_2-reichem Gasgemisch (hier über 80 %) die Größe des nötigen AMV
nicht von dem Sauerstoffverbrauch abhängt, da ja auch bei Apnoe durch
Diffusion Sauerstoff aufgenommen wird (HOLMDAHL 1956 u. eigene Messungen).

Die Größe der notwendigen Ventilation hängt vielmehr von der Elimination
der Kohlensäure ab. Die CO_2-Produktion ist zwar auch entsprechend des
verminderten Stoffwechsels eingeschränkt, wahrscheinlich ist aber die
alveoläre Ventilation durch die Vergrößerung des Totraumes (SEVERINGHAUS
u. STUPFEL 1955) und durch den oft erhöhten Widerstand bei der Atmung
und der verlängerten Ausatmung etwas vermindert. Außerdem ist zu berücksichtigen, daß während der Abkühlung und besonders während der Erwärmung
eine metabolische Acidose auftritt.

Es ergibt sich also, daß bei künstlicher Beatmung das Atem-Minutenvolumen
etwas größer sein soll, als die ermittelten Werte bei spontaner Atmung.

Eine mäßige Hyperventilation hat selbst dann, wenn dadurch der pH-Wert
etwas in den basischen Bereich verschoben wird und die Kohlensäurespannung geringgradig absinkt, keine wesentlichen Nachteile.

Als Anhalt für die Größe des Atem-Minutenvolumens kann etwa der Ausgangswert bei Spontanatmung dienen. In der Praxis ist nur bei Kindern eine
zu große Ventilation zu befürchten, wie Registrierungen der endexpirato-
rischen CO_2-Konzentrationen mit dem Ultrarot-Absorptionsschreiber (URAS)
ergaben (eigene Messungen).

ad 3.

Bei der Wiedererwärmung fällt der schnelle Anstieg des AMV und die in
der Mehrzahl schon bei 31° über dem Ausgangswert liegenden Werte auf.
Als Erklärung dafür genügt nicht der schnell ansteigende Sauerstoffbedarf.

Die Ursachen für diesen Anstieg des Atem-Minutenvolumens bei der Erwärmung, der den entsprechenden Anstieg der Sauerstoffaufnahme übertrifft, sind noch nicht ausreichend geklärt.

Auf die leichtere Narkose während der Wiedererwärmung wurde schon hingewiesen.

Der Wärmereiz auf Thermorezeptoren scheint besonders beim Hund an der Entstehung einer Hyperventilation beteiligt zu sein; aber auch beim Menschen besteht diese Möglichkeit. Wahrscheinlich ist auch das verstärkte Auftreten einer metabolischen Acidose bei der Erwärmung von ursächlicher Bedeutung. Das vermehrte Abrauchen der Kohlensäure durch die gesteigerte Atmung wirkt der Säuerung des Blutes entgegen, wie schon in der Besprechung der Veränderungen der Blutgase diskutiert wurde.

Wie im nächsten Abschnitt gezeigt wird, erfolgt der Anstieg des Atemminutenvolumens vorwiegend durch eine Erhöhung der Atemfrequenz. Dabei erhöht sich durch den Anteil des gleichbleibenden Totraumes am Atemvolumen die alveoläre Ventilation nicht in demselben Maße wie das Atem-Minutenvolumen.

d) Veränderungen des Atemvolumens und der Atemfrequenz

In Abbildung 10 ist das Atemvolumen in Prozent des Ausgangswertes und in Abbildung 11 die Atemfrequenz/min in Beziehung zur Rectaltemperatur dargestellt. Von den Werten innerhalb eines Temperaturbereiches von 1° wurden jeweils Mittelwerte eingezeichnet.

Bei der Abkühlung zeigen die Mittelwerte der weit streuenden Einzelwerte keine eindeutige Veränderungstendenz. Die Atemfrequenz sinkt ab 31° geringfügig ab.

Bei der Erwärmung ergibt sich aus den Abbildungen, daß die Mittelwerte des Atemvolumens bei weiterer Streuung der Einzelwerte auf einem Niveau liegen, das etwa 30 % höher ist als bei der Abkühlung. Der außerordentliche Anstieg des Atem-Minutenvolumens (s.Abb.8) entsteht aber vorwiegend durch eine starke Erhöhung der Atemfrequenz, wie aus Abbildung 11 zu ersehen ist.

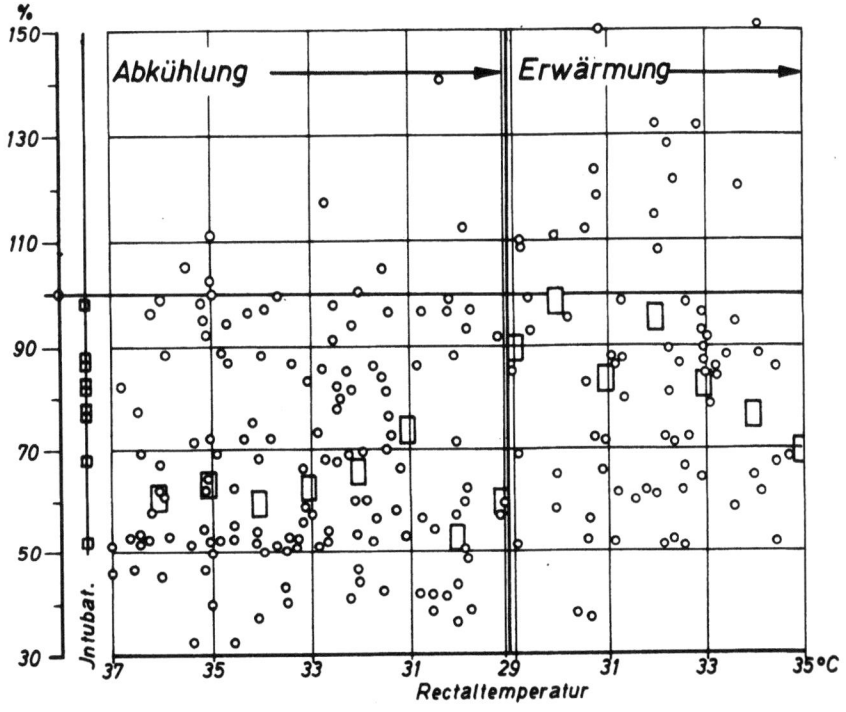

Abbildung 10

Atemvolumen in Prozent des Ausgangswertes bei Abkühlung und Erwärmung

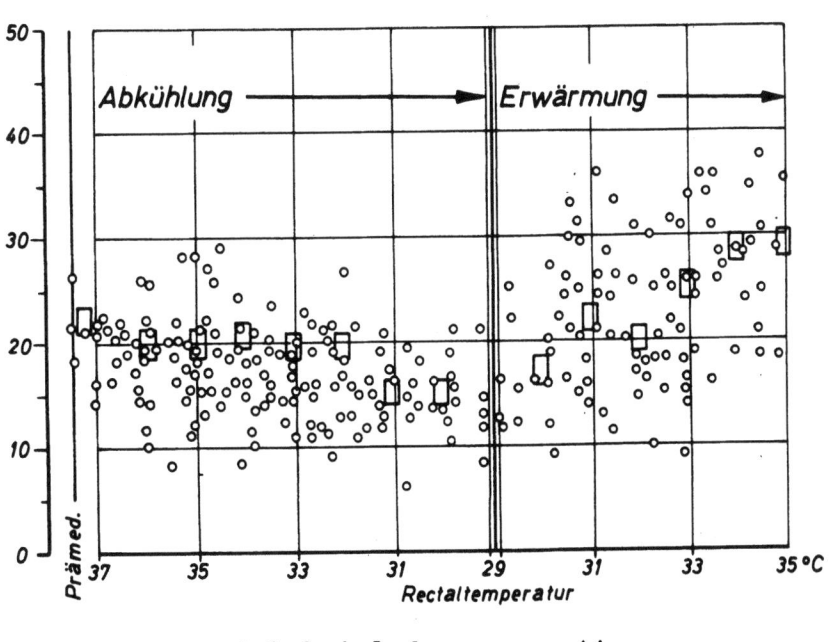

Abbildung 11

Atemfrequenz/min bei Abkühlung und Erwärmung

Diskussion

Bei der Abkühlung stehen die geringen Änderungen von Atemfrequenz und Atemvolumen im Gegensatz zu tierexperimentellen Ergebnissen in Barbituratnarkose. Wahrscheinlich ist die Anwendung von Äther und eine etwas tiefere Narkose bei unseren Patienten die Ursache für diese Abweichung.

Bei der Erwärmung ist die Tachypnoe auf die leichte Narkose und wahrscheinlich auf den Wärmereiz auf die Thermorezeptoren der Haut zurückzuführen. Die vorwiegend auf Kosten der Steigerung der Atemfrequenz erfolgende Erhöhung des Atem-Minutenvolumens entspricht den tierexperimentellen Befunden und den mitgeteilten Beobachtungen am Menschen.

6. Zusammenfassung der Ergebnisse der spirographischen Untersuchungen

Die spirographischen Untersuchungen bei 40 Patienten in Hypothermie hatten folgende Ergebnisse:

1. Die O_2-Aufnahme sinkt bei der Abkühlung progressiv ab und erreicht bei einer Rectaltemperatur von 31 bis 30° durchschnittlich 60 % des Grundumsatz-Sollwertes.

2. Bei der Erhöhung der Temperatur der Körperoberfläche und besonders bei erhöhtem Muskeltonus und Kältezittern steigt die Sauerstoffaufnahme stark an.

3. Während der Wiedererwärmung steigt die O_2-Aufnahme schnell an und überschreitet im Durchschnitt etwa bei 33° rectal die Ausgangswerte.

4. Mögliche Fehlerquellen und die Gültigkeit der Ergebnisse für die neu entwickelte Abkühlungsmethode werden besprochen.

5. Bei den Veränderungen des AMV ist besonders der starke Anstieg während der Wiedererwärmung auffallend. Diese Steigerung entsteht vorwiegend auf Kosten der Erhöhung der Atemfrequenz.

II. Veränderungen der Elektrolytkonzentrationen im Serum bei künstlicher Hypothermie

In dem Bestreben, durch die Erforschung physiologischer Veränderungen die Sicherheit der Hypothermie zu erhöhen und durch die Klärung der Ursachen von Komplikationen eine Prophylaxe oder rationelle Therapie zu ermöglichen, fanden Untersuchungen über den Elektrolythaushalt großes Interesse.

Besondere Bedeutung ist der Wirkung der Hypothermie auf die Serumkonzentration von Kalium beigemessen worden. Es wurde vermutet, daß eine Hypokaliämie bei der Hypothermie für Herzoperationen die Ursache für die erhöhte Neigung zu Kammerflimmern ist (SWAN u.M. 1953, GOLLAN 1957).

1. Literaturübersicht

Veränderungen des Elektrolythaushaltes werden von vielen Faktoren beeinflußt. Die verschiedenen Arten der Narkose, spontane oder künstliche Beatmung, Folgen der Operation und des Blutverlustes, intravenöse Infusionen, Veränderungen des Kreislaufes und der Nierenfunktion usw. sind von Bedeutung. Deshalb ist es oft nicht möglich, die Wirkungsbedingungen dieser Faktoren bei verschiedenen Untersuchungsreihen gegeneinander abzuwägen und zur Erklärung der z.T. erheblich voneinander abweichenden Ergebnisse der einzelnen Autoren heranzuziehen.

Eine Abgrenzung der Hypothermiewirkung auf den Elektrolythaushalt ist schwierig.

a) Veränderungen des Serumspiegels von Kalium

Tierexperimentelle Ergebnisse

ELLIOT und CRIMSON (1947) beobachteten, daß bei Ratten, die bei 25° Körpertemperatur Kältezittern hatten, die Kalium- und Calciumwerte im Serum ansteigen. Bei Kaliuminjektionen kam das Herz der Ratte bei Hypothermie schon bei geringeren Mengen zum Stillstand als bei normaler Körpertemperatur.

Es ist wichtig, ob Kältezittern vorhanden ist und wie lange und in welchem Ausmaß es bestand, da eine erhöhte Muskeltätigkeit zu Kaliumverlust der Muskeln und zu einer Erhöhung des Kaliumblutspiegels führt (FENN 1937, KEYS 1937).

BIGELOW und M. (1950) fanden bei Hunden, denen bei Spontanatmung 95 % Sauerstoff und 5 % Kohlensäure gegeben wurde, einen Anstieg der Kaliumkonzentration im Serum.

Die Mehrzahl der Untersucher konnte bei Hundeversuchen in Hypothermie ein Absinken der Kaliumwerte nachweisen:

SWAN und M. (1953) bei künstlicher Beatmung mit Hyper- oder Hypoventilation, ROSS (1954) bei künstlicher Beatmung und erniedrigtem pH-Wert, NOWILL und M. (1954) bei spontaner Atmung und erhöhtem pH-Wert, desgleichen OSBORN (1953), DACOSTA und M. (1954), FABIAN und M. (1955), MOYER u.M. (1957). GOLLAN (1957) stellte bei Hundeversuchen in Hypothermie mit künstlicher Beatmung ein Absinken von radioaktiven K^{42} im Plasma, im Skelettmuskel und im Herzohr fest. Während eine Anoxie bei einer normothermen Serie mit Thorakotomie einen Anstieg des Plasma K^{42} und eine Verminderung im Herzmuskel zeigte, wurden bei hypothermen Hunden durch 3 min Hypoxie keine Veränderungen hervorgerufen.

Bei langdauernden Hypothermien bis zu 72 Stunden in Äthernarkose konnten FISHER und M. (1955) in den ersten Stunden bei 8 von 9 Hunden einen wesentlichen Abfall des Kaliumspiegels im Serum bei gleichzeitiger Steigerung der Spontanatmung feststellen. In den folgenden Stunden stieg die Kaliumkonzentration dann fast wieder bis zum Ausgangswert an.

Im Gegensatz hierzu wurden von JUVENELLE und M. (1953), sowie AXELROD und BASS (1956) keine Veränderungen des Kaliumspiegels bei spontanatmenden Hunden mit einem erhöhten arteriellen pH-Wert nachgewiesen.

Beziehungen zwischen den pH- und Kaliumwerten des Blutes
Tierexperimentelle Untersuchungen bei normaler Körpertemperatur von STANBURY und THOMSEN (1952), KEATING und M. (1953), PITTS (1954), SWAN und PITTS (1955), GIEBISCH und M. (1955) sowie SCRIBNER und M. (1955) sprechen dafür, daß Beziehungen zwischen dem extrazellulären pH und Kalium bestehen, wobei eine Acidose mit einer Hyperkaliämie und eine Alkalose mit einer Hypokaliämie einhergeht.

Bei Hundexperimenten in Hypothermie beobachteten SWAN und M. (1953), ROSS (1955), sowie FISHER und M. (1955), daß bei Hyperventilation der Kaliumspiegel absinkt. Eine konstante Beziehung zwischen den Kaliumwerten und dem pH-Wert oder CO_2-Gehalt des Blutes konnte aber nicht festgestellt werden.

Dagegen konnten AXELROD und BASS (1956) bei spontanatmenden Hunden und einem Anstieg des arteriellen pH-Wertes in Hypothermie keine Veränderungen des Kaliumspiegels nachweisen. Zur Erklärung dieser zum Kaliumanstieg bei respiratorischer Acidose in normaler Temperatur gegensätzlichen Beobachtung weisen diese Autoren auf die unterschiedliche Entstehungsart der "Kälteacidose" hin, die zum großen Teil durch physikalisch-chemische Veränderungen, wie erhöhte Löslichkeit von CO_2 und Veränderungen der Eiweißpuffersysteme bedingt sei.

Bei Hundeexperimenten von SMITH (1956) mit Alkalose durch Hyperventilation bei pH-Werten von 7,5 bis 7,6 sank zwar bis 26° die Kaliumkonzentration um 10 bis 20 % ab, bei weiterer Abkühlung bis 19° stieg sie jedoch stark bis 80 % über den Ausgangswert an. Bei kurzfristigen Gaben von 7 % Kohlensäure bei 29 und 26° fiel im Gegensatz zu der erwarteten Reaktion der Kaliumwert stark ab, während er dann bei Alkalose durch Hyperventilation mit 100 % Sauerstoff wieder anstieg.

Bei diesen Experimenten erhöhte sich meist kurz vor Beginn eines Kammerflimmerns die Kaliumkonzentration im Serum erheblich.

Bei der Beeinflussung von abnormalen pH-Werten von <u>Patienten</u> mit normaler Körpertemperatur durch Infusionen von HCL-, NH_4CL-, Natronbikarbonat und -laktatlösungen konnte von BURNELL und M. (1956) ein reziprokes Verhalten der pH- und Kaliumwerte bestätigt werden. Durch Veränderung des extrazellulären pH-Wertes um 0,1 veränderte sich die Kaliumkonzentration im Serum gegensätzlich um 0,6 mval/l.

<u>Klinische Beobachtungen über Veränderungen des Serumspiegels von Kalium</u>
Die weniger zahlreichen Veröffentlichungen über Untersuchungen bei Patienten berichten übereinstimmend ein <u>Absinken</u> der Kaliumwerte im Serum bei der Hypothermie.

Von SWAN und M. (1953) und BOERE (1956, 1957) wurde ein Absinken der Kaliumkonzentration und ein reziprokes Verhalten von pH- und Kaliumwerten beobachtet.

LOUGHEED und M. (1955) fanden normale Werte bis auf einen kurzfristigen Anstieg des Kalium bei Kältezittern in einem Fall.

MOYER und M. (1957) ermittelten bei Hunden und Menschen übereinstimmend während der Unterkühlung eine verminderte renale Ausscheidung des Kaliums und einen Abfall der Serum-Kaliumkonzentration, während sich der Natriumspiegel nicht veränderte. Beide Veränderungen sind statistisch signifikant. Beim Menschen wurde ein Einfluß der i.v. zugeführten Infusionen im Sinne einer Verdünnung auf die Kaliumkonzentration für möglich gehalten. Es wurde vermutet, daß die reduzierte renale Kaliumausscheidung zumindest teilweise durch den erniedrigten Serum-Kaliumspiegel bedingt ist.

b) Veränderungen des Serumspiegels von Natrium

Bestimmungen der Konzentration von Natrium im Serum während der Hypothermie ergaben bei fast allen Untersuchern keine oder nur unwesentliche Veränderungen (MOYER u.M. 1957, SWAN u.M. 1953, GOLLAN 1957, BOERE 1947, SMITH 1956, FISHER u.M. 1955, DETERLING u.M. 1955, DA COSTA 1954).

Nur AXELROD und BASS (1956) fanden eine geringe Erniedrigung und NOWILL und M. (1955) sahen, beginnend nach 1 Stunde Hypothermie, ein Absinken, daß sich bis zu 72 Stunden Hypothermie langsam verstärkte.

Untersuchungen beim Menschen in Hypothermie ergaben übereinstimmend keine oder nur sehr geringe Schwankungen des Natriumspiegels im Serum (TALBOTT 1941, SWAN u.M. 1953, BOERE 1957, LOUGHEED u.M. 1955).

c) Veränderungen des Serumspiegels von Calcium

Bei den weniger zahlreichen tierexperimentellen Untersuchungen über die Veränderungen des Calciumspiegels während der Hypothermie wird meist ein Anstieg berichtet (ELLIOT u. CRISMON, 1951, AXELROD u. BASS 1956, SMITH 1956). BIGELOW und M. (1950) finden ein wechselndes Verhalten, während FISHER (1956) keine wesentlichen Veränderungen auch bei einer Hypothermiedauer bis zu 27 Stunden feststellen konnte.

Wenn ein Blutverlust durch größere Mengen Zitratblut ersetzt wird, konnten LOUGHEED und M. (1955) bei neurochirurgischen Operationen und BOERE (1957) bei Herzoperationen ein deutliches Absinken des Calciumspiegels feststellen.

d) Veränderungen des Serumspiegels von Magnesium

Bestimmungen der Magnesiumwerte im Serum ergaben bei tiefer Hypothermie bei 25° einen Anstieg, während KUENEN (zit. nach BOERE 1957) normale Werte fand. (SUNDERMANN u. HAYMAKER 1947, STEADMANN u.M. 1943, PLATNER u. HOSKO 1953).

e) Veränderungen der Anionen

Bei Chloridbestimmungen berichten SWAN und M. (1953) sowie FISHER u.M. (1955) über einen geringen Anstieg, während WOODRUFF (1956), AXELROD und BASS (1956) sowie DETERLING und M. (1955) keine wesentlichen Veränderungen und NOWILL und M. (1955) einen leichten Abfall feststellen konnten.

JUVENELLE und M. (1953), sowie SMITH (1956) fanden einen inkonstanten leichten Anstieg der Phosphate, AXELROD und BASS (1956) dagegen einen Abfall.

Bei den chronischen Hypothermieversuchen von FISHER und M. (1955) stiegen die Serumphosphate erst nach Versiegen der Urinausscheidung an.

f) Veränderungen des Hämatokritwertes

Während der Hypothermie wurde bei allen tierexperimentellen Untersuchungen ein erheblicher Anstieg des Hämatokritwertes um etwa 6 bis 20 % gefunden. (PREC u.M. 1949, HEGNAUER u.M. 1950, D'AMATO u. HEGNAUER 1953, JUVENELLE u.M. 1953, SWAN u.M. 1953, ROSS 1954, DETERLING u.M. 1955, FISHER u.M. 1955, AXELROD u. BASS 1956 u.a..)

Bei langdauernder Hypothermie erhöht sich der Hämatokritwert laufend weiter und kann sehr hohe Werte erreichen (FISHER u.M. 1955). Es ist möglich, diesen Hämatokritanstieg durch Infusionen von großen Flüssigkeitsmengen zu verhindern.

Auch beim Menschen bewirkt die Hypothermie regelmäßig einen Hämatokritanstieg (LOUGHEED u.M. 1955, ROSE u.M. 1956, BOERE 1957 u.a.).

2. Aufgabe der eigenen Untersuchungen über die Veränderungen des Kalium- und Natriumspiegels und des Hämatokritwertes

Die Ergebnisse der angeführten Untersuchungen stimmen vielfach überein. Da aber z.T. erhebliche Widersprüche vorliegen und die Bedingungen bei den einzelnen Untersuchungsserien wesentlich verschieden sind, ist es nicht möglich, Schlußfolgerungen für die klinische Anwendung zu ziehen.

Deshalb wurde unter den klinischen Bedingungen bei Operationen mit Kreislaufunterbrechung untersucht, welche Veränderungen des Kalium- und Natriumspiegels und des Hämatokritwertes auftreten.

Es war dabei das Ziel, durch eine größere Zahl eine statistische Sicherung der Ergebnisse zu ermöglichen.

Von SWAN und M. (1953) und GOLLAN (1956) wurde vermutet, daß eine Hypokaliämie von ursächlicher Bedeutung für das Auftreten der gefährlichsten Komplikationen der Hypothermie, das Kammerflimmern sei.

Es wurde deshalb versucht, bei unseren Untersuchungen Unterlagen dafür zu bekommen, ob diese Vermutung zutrifft.

3. Untersuchungen und Untersuchungsmethoden

Bei den 60 Patienten dieser Untersuchungsserie im Alter von 2 bis 53 Jahre (Mittelwert 23,8), wurde eine Hypothermie für die Operation eines Vorhofseptumdefektes (47 Fälle) einer valvulären Pulmonalstenose (3 Fälle), Ventrikelseptumdefekt (1 Fall), für eine neurochirurgische Operation (7 Fälle) und in zwei Fällen für ein Aneurysma der Aorta bzw. der A. vertebralis durchgeführt.

a) Allgemeine Bedingungen

Nach Prämedikation mit Atosil und Hydergin, 2 Stunden vor Beginn der Narkose, sowie Dolantin und Atropin 1 Stunde vorher, wurde die Narkose mit Evipan eingeleitet. Nach Injektion von Succinyl-cholin erfolgte eine endotracheale Intubation. Die Narkose wurde mit Cyclopropan fortgesetzt und dann mit Aether-Sauerstoff unterhalten. Kältezittern wurde durch Muskelrelaxantien und Vertiefung der Narkose unterdrückt.

Bei ungenügender Atmung, bzw. Eröffnung des Brustkorbes wurde mit Hilfe eines Beatmungsbalges künstlich mit Wechseldruck beatmet. Dies war bei der Entnahme aller Blutproben während der Hypothermie der Fall mit Ausnahme von acht Patienten, die bei Operationen ohne Brustkorberöffnung spontan atmeten.

Während der Narkose und Operation wurde bei erwachsenen Patienten durchschnittlich 500 ccm Tutofusin, bzw. 5 % Glukoselösung intravenös gegeben und der Blutverlust während der Operation mit einer Transfusion von durchschnittlich 1 100 ccm Zitratblut ersetzt.

Die Hypothermie wurde durch Oberflächenkühlung im Eiswasserbad oder mit einer Eispackung erreicht. Diese Kälteanwendung wurde bei einer Rectaltemperatur zwischen 34 bis 31° beendet. Die weitere spontane Senkung der Rectaltemperatur bis zu einem Durchschnittswert von 27,9° wurde mit Hilfe eines Gummianzuges gesteuert, der mit Wasser von einstellbarer Temperatur durchströmt wurde.

Untersuchungsmethoden und Blutentnahmen

Das für Elektrolytmessung erforderliche Blut wurde bis auf die Entnahme bei der niedrigsten Körpertemperatur durch Punktion einer Vene gewonnen.

Am Unterkühlungstiefpunkt konnte bei den Herzoperationen eine Blutprobe aus dem rechten Vorhof unmittelbar vor der Kreislaufunterbrechung entnommen werden.

Alle Blutproben wurden mehrfach zentrifugiert, Blutkuchen und Serum wurden anschließend gleich voneinander getrennt. War keine Hämolyse eingetreten, so erfolgte die Bestimmung der Natrium- und Kaliumkonzentration des so gewonnenen Serums mit Hilfe des Flammenphotometers der Firma Kipp.

Für die Kaliumbestimmungen wurde das Serum 1 : 50 und für die Natriumbestimmungen 1 : 2500 verdünnt. Diese Serumverdünnungen wurden bei der Messung mit entsprechend verdünnten Standardlösungen verglichen, deren Gehalt an Kalium und Natrium in der Höhe der Normalwerte liegt.

Die Standardlösungen hatten folgende Konzentrationen:

Lösung I: Natrium 325 mg %, Kalium 22 mg %, Calcium 11 mg %,
Lösung II: Natrium 288 mg %, Kalium 18 mg %, Calcium 9 mg %.

Die Untersuchungsproben wurden in einem Zerstäuber mit Hilfe von Pressluft zu einem feinen Nebel zerstäubt, der einem Propangasbrenner zugeführt wurde. Das ausgesandte Linienspektrum geht durch einen Interferenzfilter und trifft auf eine Fotozelle. Der von dieser Zelle erzeugte Strom wird von einem hochempfindlichen Lichtzeiger-Galvanometer gemessen. Der Galvanometerausschlag ist bei diesen Verdünnungen der Konzentration direkt proportional, vorausgesetzt, daß alle sonstigen Bedingungen bei der Messung konstant bleiben. Der Ausschlag des zur Verdünnung verwendeten Aqua. dest. muß berücksichtigt werden. Besonders geachtet wurde auf eine konstante Temperatur der Flamme, d.h. auf konstante Durchströmungsmengen von Propangas und Luft, auf peinlichste Sauberkeit der verwendeten Glasbehälter und Pipetten und eine Verneblung mit gleichmäßiger, feinster Tröpfchengröße.

Es wurden stets Doppelbestimmungen ausgeführt und weiterhin die Mittelwerte zur Berechnung verwendet.

Vor und nach jeder Doppelmessung wurde jeweils etwa 20 min lang destilliertes Wasser verstäubt, um die Luftwege des Gerätes auszuwaschen[2].

---

2. Herrn Dr. v. MALLINCKRODT sei hier für die Beratung zur technischen Ausführung der Messungen und statistischen Bearbeitung gedankt

Nach BOLT, v.MALLINCKRODT, VALENTIN und VENRATH (1956) ergab sich für dieses Gerät mit der angewendeten Untersuchungstechnuk bei 90 Doppelbestimmungen eine Streuung der Kaliumwerte von etwas weniger als $\pm$ 1 % und bei Natrium etwas mehr als $\pm$ 1 %. Diese Streuung entspricht den Angaben von MUTH und BECKMANN (1952) für das Lange-Flammenphotometer Modell 4 und von HILGERS (1954) für das Flammenphotometer der Firma Zeiss.

Die Blutentnahmen erfolgten in der beschriebenen Weise zu neun verschiedenen <u>Zeitpunkten</u>:

1. Nüchtern am Tage vor der Operation,

2. nach Prämedikation vor Beginn der Narkose und Unterkühlung,

3. während der Abkühlung (Mittelwert der Rectaltemperatur 32,6°),

4. am tiefsten Punkt der Unterkühlung (Mittelwert 27,9° rectal),

5. während der Wiedererwärmung nach Beendigung des operativen Eingriffes (Mittelwert 32,4° rectal),

6. - 9. postoperativ bis der Kaliumspiegel sich nach 1 bis 14 Tagen wieder normalisierte.

Gleichzeitig wurden bei 1. bis 5. der <u>Hämatokritwert</u> bestimmt. Die Hämatokritwerte wurden nach 20 min Zentrifugieren mit 3 500 U/min abgelesen.

Die Messung der Körpertemperatur erfolgte mit einem Thermoelement (Firma Netheler & Hinz), das 10 cm tief in das Rectum eingeführt wird.

c) <u>Statistische Berechnung</u>

Die Ergebnisse wurden nach der folgenden von S. KOLLER angegebenen Formel statistisch bearbeitet.

$$\sigma_{Diff.} \sqrt{\frac{\sigma_1^2}{n_1} + \frac{\sigma_2^2}{n_2}} = \sqrt{\sigma_{M_1}^2 + \sigma_{M_2}^2}$$

In Tabelle 5 werden von je zwei Meßpunkten die Differenz der Mittelwerte und die t σ diff Werte aufgeführt. Nur dann, wenn die Differenzen der Mittelwerte größer als das Dreifache des mittleren Fehlers der Differenz (t σ diff) ist, wurde die Veränderung als statistisch gesichert angesehen.

4. Ergebnisse

In Tabelle 4 sind die zu den angeführten Zeiten gemachten Einzelmessunggen zahlenmäßig und die hieraus berechneten Mittelwerte der Kalium- und Natriumkonzentration im Serum wiedergegeben.

Tabelle 4

Zeitpunkt, Mittelwert und Anzahl der Kalium- und Natriumbestimmungen

Nr.	Zeitpunkt	Kalium mg %	Anzahl der Bestimmungen	Natrium mg %	Anzahl der Bestimmungen
1.	Kontrollwert	17,7	57	320	54
2.	vor Narkose	15,5	55	318	56
3.	Abkühlung (Mittelwert 32,6°)	16,1	45	316	44
4.	tiefste Temperatur (Mittelwert 27,9°)	14,1	57	317	55
5.	Erwärmung (Mittelwert 32,4°)	14,2	39	322	41
6.	1.Tag postop.	18,8	42	311	43
7.	3.Tag postop.	17,1	40	311	40
8.	7.Tag postop.	16,7	36	310	34
9.	14.Tag postop.	16,9	25	318	24

Abbildung 12 zeigt die Veränderungen des Kalium- und Natriumspiegels in Beziehung zu der Rectaltemperatur graphisch dargestellt.

In Tabelle 5 wurden die statistischen Merkmale der einzelnen Mittelwerte zusammengestellt.

a) Veränderungen des Kalium- und Natriumspiegels

Die Abbildung 12 zeigt, daß die Konzentration von <u>Kalium</u> schon nach der Prämedikation (Punkt 2) im Vergleich zum Vortage abfällt.

Narkose und beginnende Abkühlung haben keinen weiteren Einfluß auf den Kaliumspiegel (Punkt 3).

Mit fortschreitender Hypothermie läßt sich beim tiefsten Punkt (4) ein zusätzlicher Abfall nachweisen.

Während der Wiedererwärmung ergibt sich bei einer mittleren Temperatur von 32,4° ein praktisch unverändert niedriger Kaliumspiegel (Punkt 5).

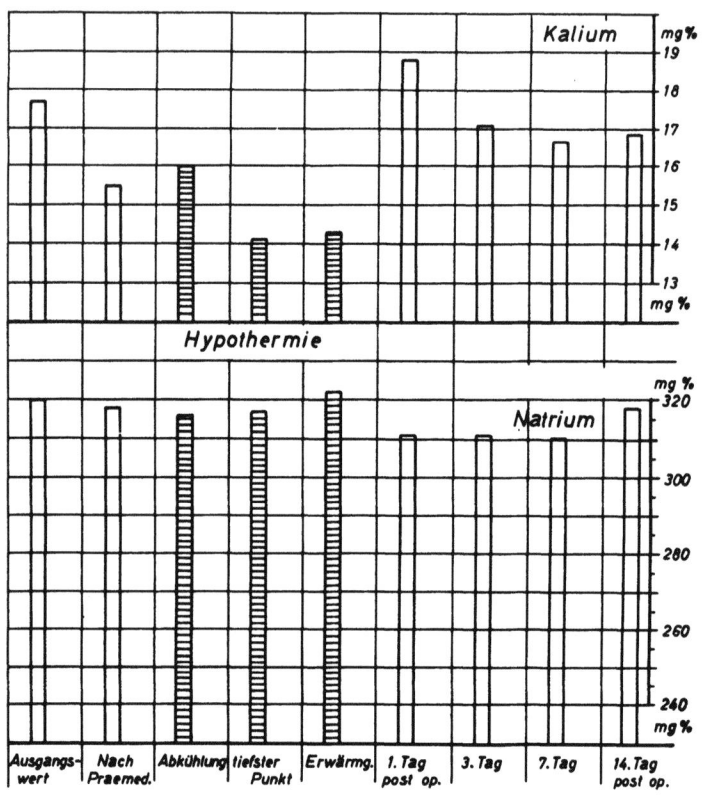

Abbildung 12

Veränderungen des Kalium- und Natriumspiegels bei und nach Hypothermie für Herzoperationen (Mittelwerte)

Die Serumkonzentration von Natrium weist während der Narkose, der Hypothermie und der Operation (Punkt 1 bis 5) keine erheblichen Veränderungen auf (Abb.12 und Tab.4). Erst am Tag nach der Operation fällt das Natrium ab, während das Kalium einen starken Anstieg zeigt.

Nur die nach Tabelle 5 statistisch gesicherten Unterschiede können hierbei als effektive Veränderungen angesehen werden, während alle übrigen in Abbildung 12 erkennbaren Schwankungen unberücksichtigt blieben, da sie als zufallsbedingt und damit als bedeutungslos anzusehen sind.

b) Vergleich der Fälle mit und ohne Kammerflimmern bzw. Herzstillstand

In 13 von den insgesamt 60 Unterkühlungsfällen trat Kammerflimmern, in zwei weiteren Fällen ein kurzfristiger Herzstillstand auf. Diese Komplikationen konnten in jedem Fall beherrscht werden und es stellte sich wieder eine spontane, regelmäßige und kräftige Herzaktion ein. Nach Wiedererwachen aus der Narkose war bis auf einen Fall mit 70 min Kammerflimmern in keinem Falle cerebrale Ausfälle oder sonstige Schäden feststellbar.

Tabelle 5

Statistische Merkmale des Vergleiches der Meßpunkte von Kalium (rechte obere Hälfte) und Natrium (linke untere Hälfte)

				Kalium				
Vergleichspunkte	1/2	1/3	1/4	1/5	1/6	1/7	1/8	1/9
Diff.d.MW.	2,18	1,67	3,61	3,51	1,03	0,59	0,98	0,82
t σ Diff.	1,16	1,34	1,26	1,26	1,38	1,40	1,33	1,42
Vergleichspunkte	8/9	2/3	2/4	2/5	2/6	2/7	2/8	2/9
Diff.d.MW.	8,30	0,51	1,43	1,33	3,21	1,59	1,20	1,36
t σ Diff.	13,23	1,40	1,32	1,33	1,45	1,47	1,43	1,52
Vergleichspunkte	7/8	7/9	3/4	3/5	3/6	3/7	3/8	3/9
Diff.d.MW.	0,70	7,60	1,94	1,84	2,70	1,08	0,69	0,85
t σ Diff.	10,76	10,80	1,51	1,55	1,67	1,69	1,65	1,78
Vergleichspunkte	6/7	6/8	6/9	4/5	4/6	4/7	4/8	4/9
Diff.d.MW.	0,10	0,80	7,50	0,10	4,64	3,02	2,63	2,79
t σ Diff.	9,24	11,01	11,29	1,47	1,56	1,58	1,56	1,71
Vergleichspunkte	5/6	5/7	5/8	5/9	5/6	5/7	5/8	5/9
Diff.d.MW.	11,30	11,40	12,10	3,80	4,54	2,92	2,53	2,69
t σ Diff.	9,80	9,46	11,20	11,67	1,60	1,62	1,55	1,61
Vergleichspunkte	4/5	4/6	4/7	4/8	4/9	6/7	6/8	6/9
Diff.d.MW.	5,10	6,20	6,30	7,00	1,30	1,62	2,01	1,85
t σ Diff.	11,37	11,06	11,09	12,67	13,92	1,75	1,71	1,85
Vergleichspunkte	3/4	3/5	3/6	3/7	3/8	3/9	7/8	7/9
Diff.d.MW.	1,60	6,70	4,60	4,70	5,40	2,90	0,39	0,23
t σ Diff.	14.17	14,32	14,18	14,04	15,84	17,75	1,73	1,86
Vergleichspunkte	2/3	2/4	2/5	2/6	2/7	2/8	2/9	8/9
Diff.d.MW.	2,00	0,40	4,70	6,60	6,70	7,40	0,90	0,16
t σ Diff.	13,92	11,43	11,09	10,75	10,81	12,36	13,55	1,74
Vergleichspunkte	1/2	1/3	1/4	1/5	1/6	1/7	1/8	1/9
Diff.d.MW.	2,77	4,77	3,11	1,93	9.37	9,47	10,17	1,87
t σ Diff.	8,76	14,43	11,89	11,65	11,31	11,34	12,92	14,24
				Natrium				

Nur wenn die Differenzen der Mittelwerte (Diff.d.MW.) größer als das Dreifache des mittleren Fehlers (t σ Diff.) ist, wird die Veränderung als statistisch signifikant angesehen.

Die Serum-Kaliumkonzentration bei diesen Komplikationen und bei den 45 Fällen, bei denen keine dieser schweren cardialen Rhythmusstörungen auftraten, sind in Abbildung 13 wiedergegeben.

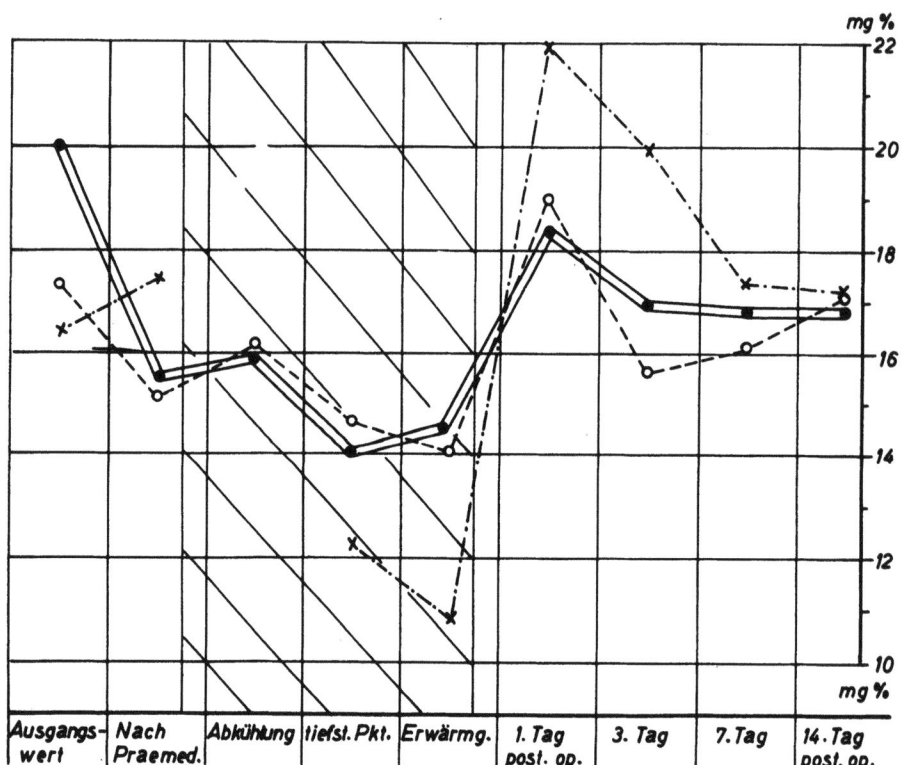

Abbildung 13

Serum Kalium Veränderungen bei
45 Patienten ohne Kammerflimmern ▭▬▭
13 Patienten mit Kammerflimmern o---o
2 Patienten mit kurzfristigem Herzstillstand x-.-.-x

Die Kurve der zwei Fälle mit <u>Herzstillstand</u> weicht erheblich von den beiden anderen ab, insbesondere ergaben sich während der Hypothermie sehr viel niedrigere Kaliumwerte. Bei dieser geringen Zahl von Messungen lassen sich hieraus aber keine sicheren Schlußfolgerungen ziehen. Die Kaliumkonzentration im Serum bei den 13 Fällen mit <u>Kammerflimmern</u> zeigt im Mittel nur geringe Abweichung von den übrigen Fällen, bei denen diese Komplikation nicht auftrat. Der größte Unterschied lag am tiefsten Punkt der Unterkühlung (4) und betrug 0,72 mg %. Auch diese größte Differenz ist mit dem berechneten t σ diff. Wert von 2,46 nicht statistisch zu sichern.

c) Anstieg des Hämatokritwertes

Die Hämatokritbestimmungen ergaben im Mittel einen fortschreitenden Anstieg während der Hypothermie (s.Tab.6).

Tabelle 6

Mittelwert des Hämatokrit bei Hypothermie

Zeitpunkt	Hämatokritwert
1. Nüchternwert am Vortag	45,6
2. Nach Prämedikation (vor Beginn der Narkose und Abkühlung)	46,3
3. Abkühlung	48,5
4. Tiefster Punkt	49,1
5. Erwärmung	49,8

5. Diskussion der Ergebnisse

Als Ursache für den Abfall der Kaliumwerte bei der tiefsten Temperatur könnte ein Verdünnungseffekt durch die intravenöse Zufuhr von Infusionen ohne oder mit geringem Kaliumgehalt diskutiert werden (MOYER 1957).

Gegen eine solche Annahme spricht die Hämokonzentration mit einem Anstieg des Hämatokritmittelwertes von 45,6 auf 49,1.bei der tiefsten Temperatur und die kaum veränderten Natriumwerte im Serum.

Wenn der Effekt der Transfusion von Konservenblut (im Durchschnitt 1 100 ccm) das einen stark erhöhten Kaliumgehalt in Abhängigkeit von der Lagerungsdauer hat, berücksichtigt wird, ist anzunehmen, daß der Abfall der Kaliumwerte durch die Hypothermie tatsächlich noch etwas größer ist.

Eine Abgrenzung der alleinigen Wirkung der Hypothermie ist kaum möglich, da die Auswirkungen anderer Faktoren auf den Kaliumspiegel wie Narkose, operatives Trauma, Veränderungen der hormonalen Steuerung des Elektrolythaushaltes und der Ausscheidung von Kalium nicht genau beurteilt werden können. Eine solche Abgrenzung erscheint auch nicht notwendig, da für eine Beurteilung, ob Störungen oder Komplikationen durch die Hypokaliämie während der Hypothermie auftreten, nur die tatsächlich unter den klinischen Verhältnissen gemessenen Werte von Bedeutung sind.

Die Mittelwerte einer Vergleichsserie von 17 Patienten mit Herzoperationen in _normaler_ Körpertemperatur zeigten zwar bei entsprechend langer Narkose und Operationsdauer auch ein Absinken der Kaliumwerte, das aber wesentlich geringer als die Veränderungen bei der Hypothermie war. Infolge der großen Schwankungen der Werte konnten die Veränderungen während der Operation in normaler Körpertemperatur und auch die Differenzen zu den Hypothermiewerten nicht statistisch gesichert werden.

Eine Fortsetzung dieser Kontrollserie, um eine evtl. statische Sicherung von Unterschieden zu erreichen, erschien nicht sinnvoll, da chirurgisches Trauma und besonders der Verlust und Ersatz des Blutes so sehr von den Operationen in Hypothermie verschieden waren, daß ein gültiger Vergleich nicht möglich ist.

Die Werte <u>nach</u> Operation und Hypothermie zeigten einen vorübergehenden Kaliumanstieg am 1. Tag und einen Natriumabfall bis zur 1. Woche. Dieses Verhalten ist typisch nach größeren Operationen und zeigte keine wesentlichen Unterschiede gegenüber unserer Vergleichsserie mit Herzoperationen in normaler Körpertemperatur und den Angaben in der Literatur.

Für die Beurteilung der Frage, ob Veränderungen des Kaliumwertes im Serum von ursächlicher Bedeutung für das Auftreten von Kammerflimmern sind, erschien ein Vergleich der Veränderungen der Kaliumwerte der 15 Patienten mit Kammerflimmern und Herzstillstand mit den Patienten ohne diese Komplikationen von Bedeutung (Abb.13).

Es ergab sich kein statistisch zu sichernder Unterschied des Kurvenverlaufs.

Da außerdem kein Wert während der Hypothermie über dem Ausgangswert lag und nach Literaturangaben angenommen werden kann, daß die Kaliumkonzentration im allgemeinen kurz vor dem Auftreten von Kammerflimmern erheblich <u>ansteigt</u>, erscheint ein ursächlicher Einfluß der Kaliumveränderungen auf die Entstehung von Kammerflimmern in unserem Material nicht wahrscheinlich.

Wir haben auch sonst keine nachteiligen Wirkungen auf den erniedrigten Kaliumspiegel zurückführen können. Dies ist nach den Literaturangaben bei einem Mittelwert von 14 mg % und einem niedrigsten Wert von 11 mg % nicht zu erwarten.

Aus all diesen Gründen erschien uns der Versuch, den geringen Abfall des Serumkaliumspiegels während der Hypothermie durch Zufuhr von Kaliumionen auszugleichen, nicht erforderlich.

6. Zusammenfassung

1. In der Literaturübersicht werden die Ergebnisse der Untersuchungen über die Veränderungen des Serumspiegels von Kalium, Natrium, Calcium, Magnesium, der Anionen sowie des Hämatokritwertes angeführt.

2. Bei eigenen Untersuchungen von 60 Patienten ergab sich im Mittel ein Abfall der Kaliumkonzentration im Serum des Ausgangswertes von 17,7 mg % auf 14,1 und 14,2 mg % während der Hypothermie, der statistisch gesichert werden konnte.

   Die Serumspiegel von Natrium zeigten während der Hypothermie unwesentliche Schwankungen.

   Der Hämatokritwert stieg im Mittel von 45,6 auf 49,8 bei der Erwärmung.

3. Ein Unterschied der Veränderungen von 13 Patienten mit Kammerflimmern und 45 Patienten ohne diese Komplikation war statistisch nicht zu sichern.

4. Aus diesen Ergebnissen wurde geschlossen, daß Infusionen von Lösungen mit vermehrtem Kaliumgehalt nicht erforderlich sind, und daß ein ursächlicher Zusammenhang zwischen Veränderungen des Kaliumspiegels im Serum und dem Auftreten von Kammerflimmern bei unseren Patienten nicht anzunehmen ist.

III. Veränderungen des EEG durch die Kreislaufunterbrechung

1. Einleitung

Die vollständige Unterbrechung der Gehirndurchblutung in <u>normaler</u> Körpertemperatur führt - vorwiegend als Folge des Sauerstoffmangels - nach 4 min zu irreversiblen Schädigungen des Gehirns. Großhirnrinde, Thalamus und Netzhaut werden als empfindlichste Strukturen am ehesten betroffen.

Diese Vierminutengrenze ist ein Mittelwert, der im Einzelfall eine Variationsbreite bis zu etwa 1 min hat, die von anatomischen und physiologischen Bedingungen abhängt.

Als wichtigste Faktoren sind die Gehirndurchblutung vor und nach der Ischämie, eine evtl. Restdurchströmung, Gefäßveränderungen, sowie chronischer Sauerstoffmangel zu nennen.

Durch die Senkung der Körpertemperatur kann die Dauer einer ohne bleibende Schädigungen möglichen Ischiämie (komplette Wiederbelebungszeit) verlängert werden, wie zahlreiche Tierversuche (GÄNSHIRT u.M. 1954, MARSHALL u.M. 1956, McMURREY u.M. 1956, ROSOMOFF 1956, SCHNEIDER 1958, HEINRICH 1957 u.a.) und Erfahrungen bei vielen Hunderten von Operationen in Hypothermie mit totaler oder lokaler Kreislaufunterbrechung gezeigt haben. Die maximale Abklemmzeit des Kreislaufes, die nicht überschritten werden darf, wenn irreversible Schäden vermieden werden sollen, wird als Wiederbelebungszeit bezeichnet. Wahrscheinlich besteht bis zu einer Körpertemperatur von etwa 18° ein reziprokes Verhältnis zwischen Sauerstoffverbrauch und Wiederbelebungszeit.

Bei unseren Herzoperationen in Hypothermie wird routinemäßig das EEG registriert.

Die Veränderungen des EEG durch die Kreislaufunterbrechung geben einen Anhalt für die Toleranz einer Ischiämie, die Erholung der Gehirnfunktion nach der Unterbrechung der Gehirndurchblutung und dafür, ob die Blutversorgung des Gehirns bei schwacher Herztätigkeit oder bei Herzmassage ausreichend ist.

Da außerdem anhand des EEG die Narkosetiefe beurteilt werden kann, ist die routinemäßige Anwendung des EEG bei Herzoperationen mit Kreislaufunterbrechung sehr wertvoll, um die Sicherheit des Patienten zu erhöhen (s.a. PEARCY u. VIRTUE 1959).

2. Aufgabe der Untersuchungen

Bei der Auswertung der Veränderungen der elektrischen Gehirnaktivität durch die Kreislaufunterbrechung sollen die Auswirkungen der Temperatursenkung, der Dauer der Kreislaufunterbrechung und des Verhaltens des Blutdruckes untersucht werden. Es soll versucht werden, einen Anhalt dafür zu bekommen, wie lange die Kreislaufunterbrechung dauern darf, ohne bleibende Schädigungen hervorzurufen und welche Temperatursenkung dafür notwendig ist.

3. Untersuchungsgut und Untersuchungsmethode

In der vorliegenden Untersuchung wurden nur die EEG-Registrierungen bei 70 Patienten verwendet, bei denen eine völlig störungsfreie Registrierung gelungen war und keine besonderen Komplikationen auftraten.

Bei drei von diesen Patienten wurde der Kreislauf zweimal unterbrochen, so daß das EEG bei insgesamt 73 Unterbrechungen des Kreislaufes ausgewertet wurde.

Bei diesen Patienten wurde bei einer Senkung der Rectaltemperatur zwischen 26 und 31° Operationen eines Vorhof-Septumdefektes (40 Fälle), einer Pulmonalstenose (20 Fälle) oder einer FALLOTschen Trilogie (10 Fälle) durchgeführt.

Das EEG wurde mit je einer Nadelelektrode, die an der Stirnhaargrenze rechts und am Hinterkopf links in die Kopfschwarte eingeführt wurde, in einer bipolaren Ableitung abgenommen. Die kontinuierliche Registrierung erfolgte mit einem Direktschreiber (Firma Schwarzer), der für die EEG-Schreibung eine Zeitkonstante von 0,3 sec hat.

Gleichzeitig wurde das EKG in drei Ableitungen, bei 12 Fällen der arterielle Blutdruck und bei einigen Patienten die CO_2-Konzentration der Atemluft mit dem Ultrarot-Absorptionsschreiber (URAS, Firma Hartmann & Braun) registriert.

Das EEG und das EKG in einer Ableitung wurden vom Anaesthesisten mit Hilfe eines Kathodenstrahloscilloskopen überwacht. Folgende Größen wurden bestimmt:

1. Die <u>Überlebenszeit</u> = die Zeit der Abklemmung der Aorta und Pulmonalis bis zum Erlöschen der Spontanaktivität im EEG.

2. Die <u>Erholungslatenz</u> = die Zeit vom gleichzeitigen Entfernen der Klemme an Aorta und Pulmonalis und der Abschnürung der Vv. cavae bis zu einer Wiederkehr der Hirnpotentiale.

3. Der <u>arterielle Blutdruck</u> wurde mit Hilfe eines plastischen Katheters in der A.mammaria int. und einem Druckwandler (Firma Schwarzer) registriert.

4. Die <u>Körpertemperatur</u> wurde mit Thermoelementen im Rectum und Oesophagus gemessen. Als Bezugswert wurde jeweils die Rectaltemperatur verwendet.

4. Ergebnisse

Die typischen Veränderungen des EEG werden als Beispiel in Abbildung 14 gezeigt, wo bei einer Rectaltemperatur von 30,2° die Aorta für 4 min 30 sec für die Operation eines Vorhof-Septumdefektes abgeklemmt wurde. Aus dem Anaesthesieprotokoll dieser Hypothermie in Abbildung 15 sind weitere Daten und die Maßnahmen zur Abkühlung, Erwärmung und Narkose zu entnehmen.

Bereits nach Abschnürung der Vv. cavae, die einer Abklemmung von Aorta und Pulmonalis etwa 15 bis 35 sec vorausgeht, sinkt der arterielle Blutdruck progressiv ab und erreicht kurz vor dem Abklemmen der Aorta Werte zwischen 60 und 35 mm Hg. Diese Senkung des Blutdruckes ist durch das verminderte Schlagvolumen infolge der Abdrosselung des venösen Zustroms bedingt. Mit dem Absinken des Blutdrucks traten im EEG bereits niederfrequente Wellen vom delta Typ auf. Gleichzeitig vergrößerte sich regelmäßig die Amplitude.

Das Wiederauftreten einer registrierbaren Spannungsproduktion im EEG erfolgte immer zunächst mit langsamen Wellen mit sehr niedriger Amplitude, deren Höhe und Frequenz dann progressiv zunahm. Erst später kehrten dann die höherfrequenten Wellen zurück.

Additional material from *Künstliche Hypothermie für Herzoperationen mit Kreislaufunterbrechung*, ISBN 978-3-663-20134-2, is available at http://extras.springer.com

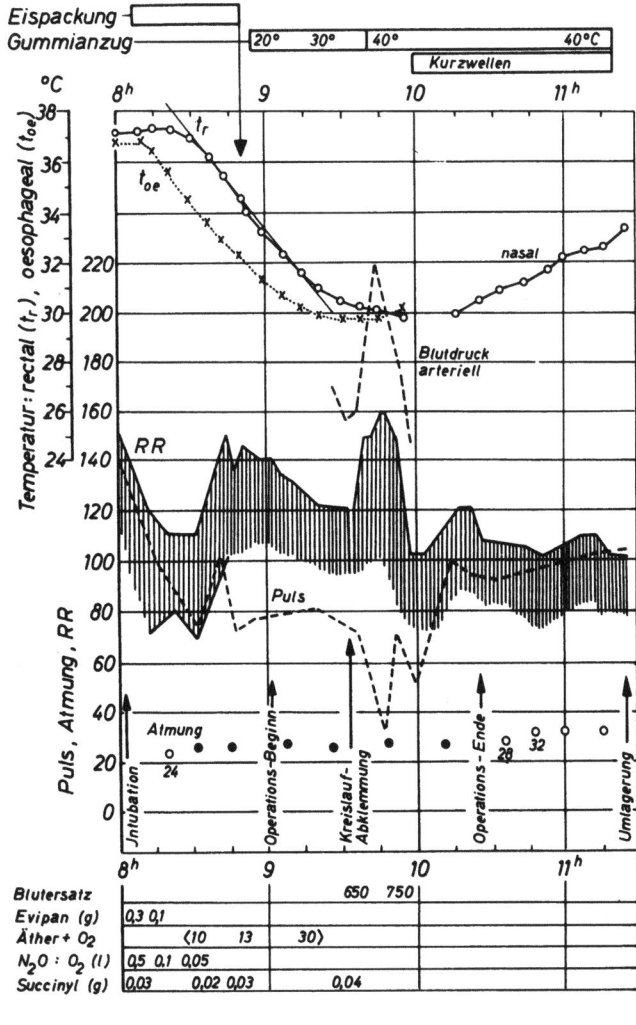

Abbildung 15

Anaesthesie Protokoll der künstlichen Hypothermie für die Operation eines Vorhofseptumdefektes mit Lungenvenentranspositionen

Bei einer Rectaltemperatur von 30,2° wurden die Cavae 4 min 55 sec und die Aorta 4 min 30 sec abgeklemmt

a) Überlebenszeit

In unserem Material schwankt die Überlebenszeit der EEG-Aktivität nach dem Abklemmen der Aorta zwischen 10 und 52 sec. Die Beziehung zwischen der Überlebenszeit und der Rectaltemperatur ist in Abbildung 16 dargestellt. Als Vergleich ist gestrichelt eine Mittelwertskurve von Untersuchungen von GÄNSHIRT und M. (1954) am isolierten Katzenkopf, der von einem Spendertier durchströmt wurde, eingezeichnet.

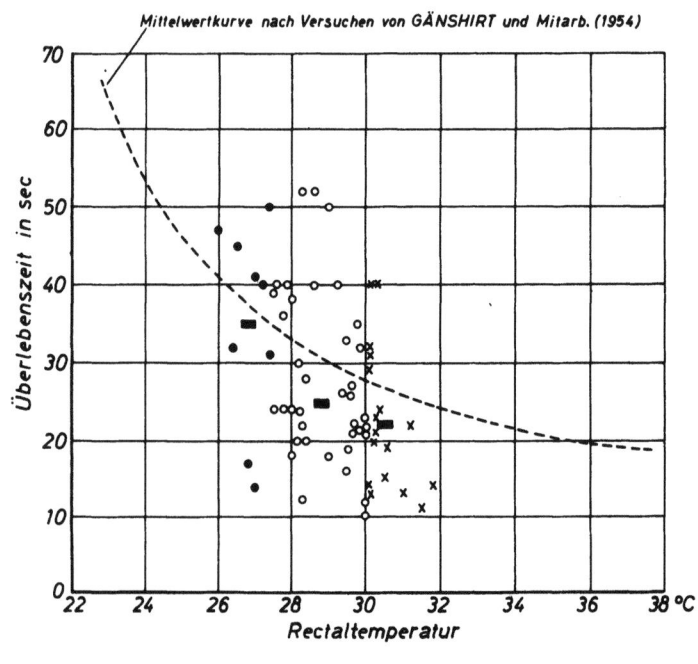

Abbildung 16

Überlebenszeit im Elektroencephalogramm und Rectaltemperatur

- • Rectaltemperatur unter 27,5°,
- o Rectaltemperatur von 27,5 bis 30°,
- x Rectaltemperatur über 30°

Aus den Mittelwerten von drei Temperaturgruppen (über 30°, 30 bis 27,5° und unter 27,5° Rectaltemperatur) wird ersichtlich, daß bei großer Streubreite mit der Temperatursenkung die Überlebenszeit verlängert ist.

b) Erholungslatenz

In Abbildung 17 sind die Werte der Erholungslatenz in Beziehung zur Abklemmzeit eingetragen. Wie zu erwarten, ist nach längeren Abklemmzeiten die Erholungslatenz im allgemeinen verlängert. Um den Einfluß der Temperatursenkung zu beurteilen, wurden wieder dieselben drei Temperaturgruppen markiert.

Bei einem Vergleich der Dauer der Erholungslatenz bei gleicher Abklemmzeit der Aorta fällt auf, daß bei einer Abklemmung der Aorta von 2 bis 4 min die Erholungslatenz bei der Gruppe über 30° Rectaltemperatur im allgemeinen kürzer ist als bei den beiden Gruppen mit tieferer Temperatur.

Bei einer Abklemmzeit über 4 min ist die Erholungslatenz dagegen bei dieser Gruppe über 30° vergleichsweise länger.

Eine Dauer der Erholungslatenz über 200 sec war nur bei Abklemmzeiten über 3 min 20 sec zu beobachten.

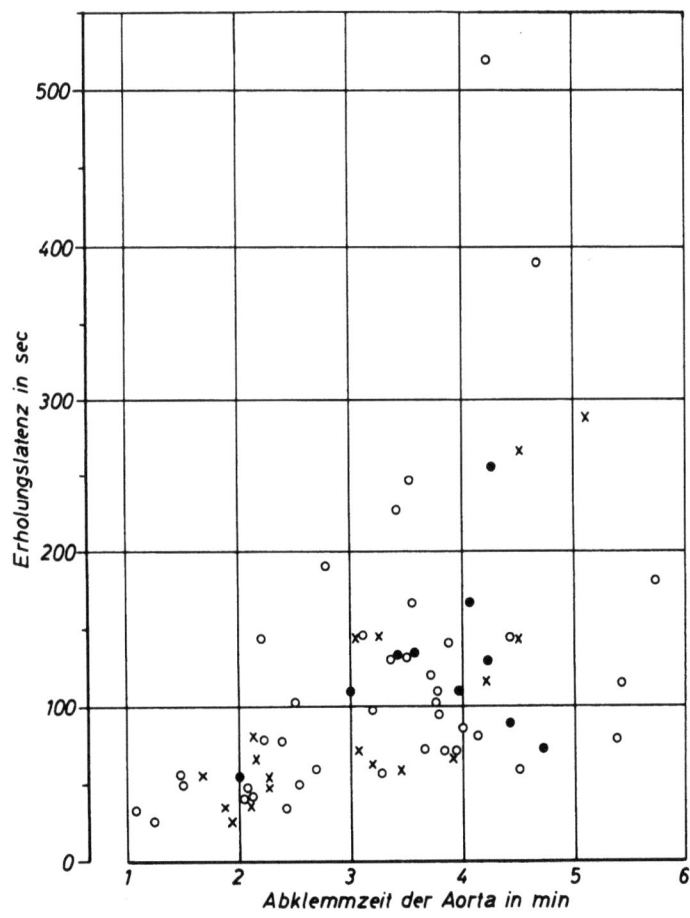

Abbildung 17

Erholungslatenz im Elektroencephalogramm und Dauer der Aortenabklemmung

● Rectaltemperatur unter 27,5°,
o Rectaltemperatur von 27,5 bis 30°,
x Rectaltemperatur über 30°

Für eine Beurteilung der Auswirkung der Temperatursenkung in der Nähe der von SWAN angegebenen maximalen Abklemmzeit von 6 bis 8 min (von der Abschnürung der Vv. cavae bis zur Freigabe der Gefäße) sind nur drei Werte mit einer Kreislaufunterbrechung von 5 min 23 sec, 5 min 11 sec und 5 min 42 sec vorhanden

Verhalten des Blutdruckes und Auswirkungen auf die Erholungslatenz

Bei der Auswertung der gleichzeitigen Registrierungen des arteriellen Druckes ergab sich ein typisches Verhalten. Nach der Abschnürung beider Vv. cavae sinkt der Blutdruck kontinuierlich ab und die EEG-Aktivität verlangsamt sich. Nach dem Abklemmen der Aorta fällt der arterielle Blutdruck sofort ab und verläuft dann gleichbleibend bei einem Mittelwert von etwa 20 bis 25 mm Hg, der anscheinend durch den Gefäßtonus bedingt ist.

Nach der gleichzeitigen Freigabe der Vv. cavae, der Aorta und der Pulmonalis steigt der Blutdruck mit jedem Herzschlag schnell an und erreicht in der Regel innerhalb von 5 bis 15 Herzschlägen etwa den Ausgangswert der Abklemmung (s.Abb.14).

Bei Körpertemperaturen über 29,0° ist der Blutdruckanstieg meist überschießend und kann systolische Werte bis zu 220 mm Hg erreichen (s.auch Abb.15).

Bei einem solchen überschießend hohen Blutdruckanstieg, der erst nach 4 bis 10 min wieder zur Norm zurückkehrt, war die Erholungslatenz stets besonders kurz.

Wenn dagegen die Herztätigkeit nach Freigabe der Gefäße noch einige Zeit schwach war und der arterielle Blutdruck noch niedrig blieb, war die Erholungslatenz erheblich verlängert. Ein Beginn der elektrischen Spannungsproduktion war im EEG bei den Fällen mit Registrierung des arteriellen Blutdruckes erst bei systolischen Werten über 70 mm Hg zu beobachten. Nur in einem Fall waren schon bei einem systolischen Blutdruck von 50 mm Hg Hirnpotentiale nachzuweisen.

Bei zwei Patienten traten noch innerhalb der Erholungslatenz Kammerflimmern auf. Schon während der manuellen Kompressionen des Herzens begann die elektrische Aktivität des EEG wieder. Die Erholungslatenz war jedoch in beiden Fällen erheblich verlängert.

Es ist bemerkenswert, daß es gelang, durch Herzmassage nicht nur eine für den Erhaltungsumsatz genügende Gehirndurchblutung zu erreichen, sondern auch eine elektrische Aktivität im EEG als Ausdruck der sich erholenden Gehirnfunktion wieder herzustellen.

5. Diskussion

a) Überlebenszeit

Im Temperaturbereich von 31 bis 27° liegen 75 % unserer Werte der Überlebenszeit des EEG innerhalb der von GÄNSHIRT und M. (1954) am isoliert durchströmten Katzenkopf ermittelten Streubreiten von 20 bis 40 sec.

Die vergleichsweise größere Streuung der Überlebenszeit des EEG bei unseren Patienten ist durch verschiedene Bedingungen verursacht und wahrscheinlich auch durch die größere Zahl bedingt.

Während bei den Versuchen mit dem isolierten Katzenkopf der Blutdruck vom normothermen Spendertier eine normale Höhe hatte, war bei unseren Patienten der Blutdruck durch die Hypothermie erniedrigt und nach der Abschnürung der Vv. cavae im wechselnden Ausmaß erheblich weiter gesenkt. Da der Blutdruck in den letzten Sekunden vor der Abklemmung der Aorta so tief absinkt, daß schon dadurch die EEG-Aktivität erlöschen würde, müßte eigentlich zu der Überlebenszeit, die von der Abklemmung der Aorta ab gerechnet wurde, einige Sekunden hinzugefügt werden.

Eine solche Korrektur ist jedoch nicht exakt möglich, da nicht bei allen Patienten der arterielle Blutdruck registriert wurde; im Einzelfall nicht beurteilt werden kann, wann der Blutdruck für die Gehirndurchblutung ungenügend wird und durch die Hypothermie Durchblutung, Gefäßwiderstand und Blutbedarf verändert werden.

Die Bezugswerte für die Temperatur sind unterschiedlich. Unsere Werte wurden auf die Rectaltemperatur bezogen, die während der Abkühlung erheblich, bis 1,5°, höher liegt als die Gehirntemperatur, die bei den Versuchen von GÄNSHIRT u.M. direkt gemessen wurde. Bei gleichen Graden der (verschiedenen) Bezugstemperaturen würde dieser Unterschied bei unseren Registrierungen längere Überlebenszeiten bewirken.

Bei den Versuchen am isolierten Katzenkopf fließt nach der Abklemmung der Carotisanastomosen infolge des geringen venösen Gefäßwiderstandes noch einige Sekunden Blut durch die Kapillaren.

Bei unseren Patienten fällt der Blutdruck nach der Aortenabklemmung sofort ab und bleibt dann unverändert etwa bei 20 bis 25 mm Hg.

Der venöse Druck ist bei Patienten mit einem Vorhof-Septumdefekt höher als normal und erhöht sich durch die Abschnürung der Vv. cavae weiter.

Hierdurch wird eine "Restdurchströmung" behindert, welche die Dauer der Überlebenszeit sonst verlängern würde.

Überlebenszeit und Wiederbelebungszeit
Als wesentliche Ursache für die Verlängerung der Überlebenszeit ist die erhöhte Toleranz einer Ischiämie durch die Stoffwechselsenkung in Hypothermie anzusehen. Da dies auch die Hauptursache für die Verlängerung der ohne bleibende Schädigungen zulässigen Dauer der Kreislaufunterbrechung (= Wiederbelebungszeit) ist, wäre es möglich, daß eine Beziehung zwischen der Verlängerung der Überlebenszeit und der Wiederbelebungszeit durch die Hypothermie besteht.

Die Möglichkeit, aus der Verlängerung der Überlebenszeit auf die Wiederbelebungszeit zu schließen, wäre für Operationen mit Kreislaufunterbrechung sehr wünschenswert. Wenn bei besonders schwierigen Verhältnissen die intracardiale Operation über 6 min dauert, muß entschieden werden, ob der intracardiale Operationsakt unterbrochen werden muß, um dann bei einer erneuten Abklemmung fortgesetzt zu werden, oder ob es noch ungefährlich ist, bei der betreffenden Körpertemperatur die Abklemmzeit weiter zu verlängern, um den intracardialen Eingriff zu Ende zu führen.

Kreislaufunterbrechungen (vom Abschnüren der Vv. cavae gerechnet) bis zu 12 min bei Rectaltemperaturen von 28 bis 30,0° wurden ohne nachweisbaren Schädigungen überstanden (SELLICK 1957, BROCK 1956).

Unter der Voraussetzung, daß sich gleich nach dem Ende der Kreislaufunterbrechung Herz und Kreislauf sofort erholen, darf - wenn auch mit Vorsicht - die Vermutung ausgesprochen werden, daß bei einer wesentlichen Verlängerung der Überlebenszeit erwartet werden kann, daß die Verhältnisse für eine gute Toleranz einer relativ langen totalen Kreislaufunterbrechung günstig sind. Die Unsicherheit liegt aber darin, daß die Voraussetzung der schnellen Erholung des Kreislaufes nicht vorausgesagt werden kann, im Gegenteil ist die Gehirndurchblutung nach einer längeren Kreislaufunterbrechung schlechter, da das Herz längere Zeit braucht, um sich von der langdauernden asphyktischen Schädigung zu erholen.

Aus unseren Beobachtungen kann diese Annahme nicht bewiesen werden, da wir die Grenze der Wiederbelebungszeit nie erreicht haben. Auch die große Streuung und die neun Werte unter 20 sec, eine Zeit, die bei den Versuchen von GÄNSHIRT und M. (1954) ja bei <u>normaler</u> Körpertemperatur beobachtet wurde, schränkt die praktische Bedeutung einer Voraussage der zulässigen Dauer einer Kreislaufunterbrechung nach der Länge der Überlebenszeit ein.

<u>b) Erholungslatenz, Wiederbelebungszeit und Blutdruck</u>

Nach den schon angeführten Untersuchungen von GÄNSHIRT und M. kann die Erholungslatenz als Maß für die Vulnerabilität des Gehirns gelten.

Diese Beziehung gilt für eine normale Körpertemperatur und mit gewissen Korrekturen bis etwa 30,0°.

Bei weiterer Senkung der Temperatur verlängerte sich die Erholungslatenz wieder (GÄNSHIRT u.M. 1954). Wahrscheinlich ist die Hauptursache dafür die Verlangsamung der Erholungsvorgänge durch die tiefe Temperatursenkung.

Danach darf also nicht von der Verlängerung der Erholungslatenz bei Temperaturen unter 30 bis 28,0° auf eine entsprechende Verkürzung der Wiederbelebungszeit geschlossen werden. Dies wurde auch durch die Ergebnisse von Tierversuchen verschiedener Autoren bestätigt.

Der Zustand des <u>Kreislaufes</u> nach dem Ende einer Gehirnischämie ist von wesentlicher Bedeutung für die Länge der Erholungslatenz und die ohne bleibende Schädigungen erlaubte Dauer der Kreislaufunterbrechung (Wiederbelebungszeit).

So wurde bei unseren Patienten beobachtet, daß die Erholungslatenz des EEG bei hohem Blutdruck besonders kurz ist.

Bei Beginn der EEG-Aktivität nach der Kreislaufunterbrechung war bei den Fällen mit arterieller Blutdruckregistrierung der Druck stets über 70 mm Hg mit einer Ausnahme, wo der Blutdruck 50 mm Hg betrug.

Ob bei einem Blutdruck unter 70 mm Hg die Erholungslatenz immer erheblich verlängert ist, kann aus unseren Ergebnissen nicht sicher bewiesen werden. Es ist aber anzunehmen, daß ein erniedrigter Blutdruck die Erholungslatenz verlängert.

GÄNSHIRT und ZYLKA (1952) fanden schon bei Drosselung des Blutdruckes in der Carotisanastomose am isoliert durchströmten Katzenkopf auf 70 mm Hg für jeweils eine Minute vor und nach einer kurzen Ischämie eine wesentliche Verlängerung der Erholungslatenz.

Der wesentliche Einfluß des Kreislaufzustandes nach einer Hirnischämie durch eine Halsmanschette bei Kaninchen konnte von HIRSCH und M. (1957) gezeigt werden. Die Wiederbelebungszeit war in normaler und erniedrigter Körpertemperatur allein durch eine künstliche Beatmung während der plötzlichen Unterbrechung der Gehirndurchblutung fast doppelt so lang wie ohne künstliche Beatmung bei dem Atemstillstand, der durch die Gehirnischämie hervorgerufen wird.

Wenn nicht künstlich beatmet wurde, trat durch den Atemstillstand eine so hochgradige Asphyxie des Herzens ein, daß es in der unmittelbaren Erholung nach der Gehirnischämie insuffizient war, deshalb war die Wiederbelebungszeit wesentlich länger bei künstlicher Beatmung, wo die reine Wiederbelebungszeit des Gehirns bestimmt wurde (M.SCHNEIDER 1958).

HIRSCH und M. (1957) beobachteten, daß der arterielle Mitteldruck durch die Hirnischämie bei Fehlen der künstlichen Beatmung schnell fast bis auf 0 absinkt und sich nach längeren Ischämiezeiten nicht mehr erholt.

Dagegen wurde bei künstlicher Beatmung der Blutdruckabfall nach Freigabe der Hirndurchblutung bald wieder überwunden.

Eine minimale Restdurchströmung des Gehirns konnte beim Aufblasen der Halsmanschette nicht regelmäßig vermieden werden. Bei dem höheren Blutdruck in der Serie mit künstlicher Beatmung wäre zu erwarten, daß der Restkreislauf die Wiederbelebungszeit verlängern könnte.

Nach HIRSCH kann dieser Restkreislauf jedoch diese Zeiten nur unbedeutend beeinflussen.

Aufgrund dieser Untersuchungen und den Erfahrungen von BOTTERELL und M. (1956) bei neurochirurgischen Operationen (Abschnürung der Carotiden und Vertebralarterien bis zu 14 min bei 28° rectal ohne nachweisbare Schädigungen) kann geschlossen werden, daß der <u>Neurochirurg die Durchblutung des Gehirns (ohne Ischämie des Herzens) wesentlich länger unterbrechen darf als der Herzchirurg bei gleichzeitiger Abklemmung des Herzens</u> (s.auch ZINDLER 1957).

6. Zusammenfassung

Die Auswertungen der EEG-Registrierungen während und nach der Kreislaufunterbrechung hatten folgende Ergebnisse:

1. Die <u>Überlebenszeit</u>, d.h. die Zeit von der Abklemmung der Aorta und Pulmonalis bis zum Erlöschen der Spontanaktivität im EEG, schwankte zwischen 12 bis 52 sec und war bei großer Streubreite mit fortschreitender Temperatursenkung verlängert.

2. Die <u>Erholungslatenz</u>, d.h. die Zeit vom gleichzeitigen Entfernen der Klemme an Aorta und Pulmonalis und der Abschnürung der Vv. cavae bis zur Wiederkehr der Hirnpotentiale, verlängerte sich im allgemeinen mit längerer Dauer der Aortenabklemmung.

   Bei Abklemmungsdauer der Aorta von 2 bis 4 min waren die Werte der Erholungslatenz bei einer Rectaltemperatur von 30° kürzer als bei tieferer Temperatur, während im Gegensatz dazu bei Abklemmungszeiten über 4 min diese höhere Temperaturgruppe vergleichsweise längere Erholungslatenzwerte hatte, als bei Rectaltemperaturen unter 30°.

   Die Erholungslatenz wurde durch einen hohen Blutdruck verkürzt und durch einen niedrigen Blutdruck verlängert.

Die ermittelten Werte der Überlebenszeit und der Erholungslatenz wurden mit den Ergebnissen der Untersuchungen von GÄNSHIRT und M. (1954) verglichen.

Beziehungen zwischen <u>Überlebenszeit</u> und <u>Wiederbelebungszeit</u> (= Zeit, die eine totale Ischämie dauern darf, damit noch Wiederherstellung sämtlicher Funktionen eintritt), sowie zwischen der Erholungslatenz und der Wiederbelebungszeit wurden diskutiert.

                                            Dr. Martin Zindler

Literaturverzeichnis

[1] ALBERS, C. — Blutgase in Hypothermie
Verh.Dtsch.Ges. Kreislaufforschung 1957,53

[2] ALBERT, S.N. und J.F. FAZEKAS — Cerebral hemodynamics and metabolism during induced hypothermia
Anesth.Analges. 35, 381 (1956)

[3] AXELROD, D.R. und D.E. BASS — Electrolytes and acid-base balance in hypothermia
Amer.J.Physiol. 186, 31 (1956)

[4] BÄNDER, A. — Die Abhängigkeit des Sauerstoffverbrauchs und der Atemfrequenz und ihre Beeinflussung durch Narkotika bzw. Hypnotika bei der weißen Maus
Arch.exper.Path.u.Pharmakol. 206, 619 (1949)

[5] BÄNDER, A. und M. KIESE — zit. nach ALBERS 1957

[6] BARBOUR, H.G., E.A. McKAY und W.P. GRIFFITH — Water shifts in deep hypothermia
Am.J.Physiol. 140, 9 (1943)

[7] BARK, J.H. — Elektroencephalographische Untersuchungen bei Herzstillstand und extracorporalem Kreislauf
Thoraxchirurgie im Druck 1958

[8] BAYLISS, L.E. und G.W. ROBERTSON — Visco-elastic properties of the lungs
Quart.J.Exper.Physiol. 140, 27 (1939)

[9] BERNTHAL, T. und W.F. WEEKS — Respiratory and vasomotor effects of variations in carotid body temperature
Amer.J.Physiol. 127, 94 (1939)

[10] BIGELOW, W.G., W.K. LINDSAY, R.A. GORDON und W.F. GREENWOOD — Oxygen transport and utilization in dogs at low body temperatures
Amer.J.Physiol. 160, 125 (1950 a)

[11] BERNE, R.M. — The effect of immersion hypothermia on coronary blood flow
Circulation (New York) 2, 236 (1954)

[12] BIGELOW, W.G., W.K. LINDSAY und W.F. GREENWOOD — Hypothermia. Its possible role in cardiac surgery
Ann.Surg. 132, 849 (1950 a)

[13] BIGELOW, W.G., I.C. CALLAGHAN und J.A. HOPPS — General hypothermia for experimental surgery
Ann.Surg. 132, 849 (1950 b)

[14] BOERÉ, L.A.
Hypothermia, itsprinciples and biochemical control
Irish.J.Med.Sci. 1956

[15] ders.
The observation of the hydrogen-ion concentration and the carbon dioxide in hypothermia
Internat.Physiol.Congr.Brussels 1956

[16] BOERÉ, L.A.,
D. DERLAGEN und
D. KIERS
Hypothermia, its principles and biochemical disturbances
Arch.chir.neerl. 1, 2 (1957)

[17] BOLT, W.,
H.v.MALLINCKROFT,
H. VALENTIN und
H. VENRATH
Methodische und fehlerkritische Betrachtung der flammenphotometrischen Bestimmung von Natrium, Kalium und Calcium im menschlichen Serum
Zschr.exp.Med. 126, 526 (1956)

[18] BOTTERELL, E.H.,
W.M. LOUGHEED,
J.W. SCOTT und
S.L. VANDEWATER
Hypothermie and interruption of carotid, or carotid and vertebral circulation in surgical management of intracranial aneurysms
J.of Neurosurg. 13, 1 (1956)

[19] BRENDEL, W.
Kreislauf in Hypothermie
Verh.Dtsch.Ges. Kreislaufforschung, 1957,33

[20] BREWIN, E.G. und
F.W. NASHAT
The influence of the temperature on the relationship between blood CO_2 tension and plasma pH.
J.Physiol., London, 127, 19 (1955)

[21] dies.
Acid-base equilibrium in hypothermia
Brit.J.Anaesth. 28, 2 (1956)

[22] BRUCK, A.,
B. LÖHR und
W. ULMER
Tierexperimentelle Untersuchungen über die Regulation der Atmung bei pharmakologisch unterstützter Hypothermie bis $20^\circ C$ Kerntemperatur
Zschr.f.exper.Med. 127, 597 (1956)

[23] BUNKER, J.B.,
H.K. BEECHER,
B.D. BRIGGS,
W.R. BREWSTER und
B.A. BARNES
Metabolic effects of anesthesia; comparison of acid-base equilibrium in man and in dogs during ether and during cyclopropan anesthesia
J.Pharmacol.Eper.Therap. 102, 62 (1951)

[24] BURNELL, J.M.,
M. VILLAMIL und
B. UYENO
The effect in humans of extracellular ph change on the relationship between serum potassium concentration and intracellular potassium
J.Clin.Inv. 35, 935 (1956)

[25] CARLSON, L.D.
The adequate stimulus for shivering
Proc.Soc.exp.Biol.and Med. 85, 303 (1954)

[26] CRANSTON, W.J.,
M.C. PEPPER und
D.N. ROSS
Carbon dioxide and control of respiration during hypothermia
J.Physiol. 127, 380 (1955)

[27] CULLEN, G.E.,
J. AUSTIN,
K. KORNBLUM und
H.W. ROBINSON
Initial acidosis in anesthesia
J.Biol.Chem. 56, 675 (1923)

[28] D'AMATO, H.E. und
A.H. HEGNAUER
Blood volume in the hypothermic dog
Amer.J.Physiol. 173, 100 (1953)

[29] DA COSTA, I.A.,
J. RATCLIFFE und
F. GERBRODE
Studies on physiological effects of hypothermia in chronic experimental cyanosis
Ann.Surg. 140, 821 (1954)

[30] DERRA, E.
Das Operationstrauma in seiner Einwirkung auf Lungenatmung, capillaren Gasaustausch und zirkulierende Blutmenge
I.Mitteilung, Blutgase und Narkose
Dtsch.Zschr.Chir. 246, 565 (1936)

[31] DERRA, E. und
H. FUSS
Der Einfluß der Narcylennarkose auf den Kohlehydrat- und Säure-Basenhaushalt, sowie auf den Gasaustausch im Blut
I.Mitteilung Alkalireserve und Blutgase
Z.ges.exp.Med. 83, 807 (1932)

[32] DETERLING, R.A.,
E. NELSON jr.,
S. BRONSLAY und
W. HOWLAND
Study of basic physiologic changes associated with hypothermia
A.M.A.Arch.Surg. 70, 87 (1955)

[33] DILL, D.B. und
W.H. FORBES
Respiratory and metabolic effects of hypothermia
Amer.J.Physiol. 132, 685 (1941)

[34] DRIPPS, R.D. und
J. SEVERINGHAUS
General anesthesia and respiration
Physiol. Reviews, 35, (1955)

[35] ELLIOT, H.W. und
J.M. CRIMSON
Increased sensitivity of hypothermic rats to injected potassium and the influence of Ca, digitalis and glucose on survival
Am.J.Physiol. 151, 366 (1957)

[36] FABIAN, L.W.,
R. STAINTON,
M. HARA,
P.C. LING und
C.W. SCHÄFER
Chemophysiologic alterations during hypothermia, gangioplegia and intracardiac surgery
Current Res. Anesth. a.Analges.84 (1955)

[37] FISHER, B.,
C. RUSS,
E. FEDOR,
R. WILDE,
P. ENGSTROM und
J. HAPPEL
Experimental evaluation of prolonged hypothermia
Arch.Surg. 71, 431 (1955)

[38] FLEMING, R.
Acid base balance of the blood in dogs at reduced body temperature
Arch.Surg. 68, 145 (1954)

[39] FOWLER, W.S.,
E.R. CORNISA und
S.S. KETY
Analysis of alveolar ventilation by pulmonary N_2-clearance curves
J.Clin.Inv. 31, 40 (1952)

[40] FUSS, H.
Über Störungen des Kohlehydrathaushaltes bei der Narkose. Bedeutung der bei der Äthernarkose des Hundes auftretenden Säuren für das Säurebasengleichgewicht
Z.ges.exp.Med. 73, 533 (1930)

[41] FUSS, H. und
E. DERRA
Atmungsregulation und Säurebasengleichgewicht bei verschiedenen Narkosearten
Dtsch.med.Wschr. 1933, 257

[42] GÄNSHIRT, G.,
G. SEVERIN und
W. ZYLKA
Die Erholungslatenz des Warmblüters nach kompletter Ischämie
Pfügers Archiv, 256, 219 (1952)

[43] GÄNSHIRT, H.,
H. HIRSCH,
W. KRENKEL,
M. SCHNEIDER und
W. ZYLKA
Über den Einfluß der Temperatursenkung auf die Erholungsfähigkeit des Warmblütergehirns
Arch. exper. Path.u.Pharmakolog. 222, 431 (1954)

[44] GÄNSHIRT, H.,
W. KRENKEL und
W. ZYLKA
The electrocortiocogram of the cat's brain at temperatures between $40°C$ and $20°C$
EEG.Clin.Neurophysiol. 6, 409 (1954)

[45] GELIN, L.E. und
B. LÖFSTRÖM
A preliminary study on peripheral circulation during deep hypothermia
Acta chir.scand. (Stockholm) 108, 402 (1954)

[46] GIEBISCH, G.,
L. BERBER und
R.F. PITTS
The extrarenal response to acute acid-base disturbances of respiratory origin.
J.Clin.Invest. 34, 231 (1955)

[47] GLASER, E.M. und
R.V. JONES
Initiation of shivering by cooled blood returning from the lower limbs
J.of Physiology, 114, 277 (1951)

[48] GOLLAN, F.,
F.G. RUDOLPH und
N.S. OLSEN
Electrolyte tranfer during hypothermia and anoxia in dogs
Am.J.Physiol. 189, 277 (1957)

[49] GOLLWITZER-MEIER, K.
Beiträge zur Wärmeregulation auf Grund von Badewirkungen
Klin.Wschr. 16, 1418 (1937)

[50] GRÖBBELS, F.
Über ein neues regulatorisches Prinzip im Stoffwechsel der Warmblüter
Pflügers Arch. 208, 661 (1925)

[51] GROSSE-BROCKHOFF, F.
Pathologic physiology and therapy of hypothermia
German Aviation Med. World War II, 2, 828

[52] ders.
Allgemeine Unterkühlung
Handbuch der inneren Medizin, 4.Aufl.
Bd.VI, S.46, Heidelberg: Springer 1954

[53] GROSSE-BROCKHOFF, F. und W. SCHOEDEL
Zur Wirkung der Analeptica auf unterkühlte Tiere
Arch.exper.Path.u,Pharmakol. 201,443 (1943)

[54] dies.
Über die Änderung der Erregbarkeit von Atem- und Kreislaufzentrum bei rascher Unterkühlung
Pflügers Arch., 246, 664 (1943)

[55] dies.
Das Bild der akuten Unterkühlung im Tierexperiment
Arch. exper.Path.u.Pharmakol. 201,417 (1943)

[56] HEBERER, G., F. KOOTZ, G. MEYER-WEGENER und R.M. WEISS
Tierexperimentelle Beobachtungen zur Herzchirurgie in intravasaler Unterkühlung
Langenbecks Arch.u.Dtsch.Z.Chir. 283, 601 (1957)

[57] HEGNAUER, A.H. und K.E. PENROD
Observations on the pathologic-physiology in the hypothermic dog
USAF Technical Rep. No.5912, Dayton, Ohio 1949

[58] HEGNAUER, A.H., W.J. SHRIBER und H.O. HATERIUS
Cardiovascular response of dog to immersion hypothermia
Amer.J.Physiol. 161, 455 (1950)

[59] HEGNAUER, A.H., D. FLYNN und H. D'AMATO
Oxygen consumption and cardiac output in the hypothermic dog
Amer.J.Physiol. 178, 138 (1954)

[60] HEGNAUER, A.H. und B.G. COVINO
Reappraisal of ventricular thresholds in hypothermia
Amer.J.Physiol. 186, 511 (1956)

[61] HEINRICH, G.
Über die Toleranzgrenze bei Kreislaufunterbrechung in potenzierter Narkose und in kontrollierter Hypothermie
Langenbecks Arch.u.Dtsch.Z.Chir. 286, 491 (1958)

[62] HILGERS, A.
Erfahrungen bei flammenphotometrischen Natrium-, Kalium- und Calciumbestimmungen im Blutserum
Hoppe-Seyler Z. 294, 61 (1954)

[63] HIRSCH, H.
Über die Bedeutung einer asphyktischen Herzschädigung für die Wiederbelebungszeit bei Normo- und Hypothermie
Verh.Dtsch.Ges. Kreislaufforschung 1957,148

[64] HOLADAY, D.A., NGAI, DMA und E.M. PAPPER
Dynamic changes in acid base balance during hypothermia
Bull.New York Acad.Med. 28, 543 (1932)

[65] HOLLMANN, W., H. VENRATH und N. TIETZ
Die Streubreite der Sauerstoffaufnahmewerte bei spiro-ergometrischen Untersuchungen
Zschr.f.Kreislaufforschung 45, 95 (1956)

[66] HOLMDAHL, M.H.
Pulmonary uptake of oxygen-acid-base metabolism and circulation during prolonged apnoea
Acta chir. scand. 212, 1956

[67] IRMER, W.
Vergleichende Kreislauf- und Stoffwechseluntersuchungen in Barbituratnarkose mit und ohne Dämpfung der vegetativen Reizübertragung durch Vorgabe von Promethazin und Chlorpromazin am Hund
Langenbecks Arch. u. Dtsch.Z.Chir., Bd. 283, 129 (1956)

[68] JUVENELLE, A.A., B. NORDBERG, J. LIND, A. BERGSTRAND und G. WEGELIUS
Observations sur la biochémie du chien en hypothermie profonde
J.Physiol. (Paris) 45, 633 (1953)

[69] KEATING, R.E., R.E. WEICHSELBAUM, M. ALANIS, H.W. MARGRAF, R. ELMAN und W. LOUGHEED
The movement of the potassium during experimental acidosis and alkalosis in the nephrectomized dog
Surg.Gynec. & Obst. 96, 323 (1953)

[70] L'ALLEMAND, H.W. BRENDEL und W. USINGER
Über den Mechanismus der Chlorpromazin - (Megaphen) Wirkung auf die Temperaturregulation
Anaesthesist 4, 36 (1955)

[71] LEAKE, C.D., E.W. LEAKE und A. KOEHLER
Acidosis of ether anesthesia in dog
J.Biol.Chem. 26, 319 (1923)

[72] KONRAD, R.M. und M. ZINDLER
Biomikroskopische Untersuchungen der Konjunktivalgefäße bei Operationen in künstlicher Hypothermie
Anaesthesist 7, 307 (1958)

[73] LÖHR, B. und W. ULMER
Tierexperimentelle Untersuchungen über Atmung und Gasstoffwechsel bei pharmakologisch unterstützter Hypothermie bei 20° Kerntemperatur
Verh.dtsch.Ges.inn.Med. (60.Kongr.) 1954, 161

[74] LOUGHEED, W.M., W.H. SWEET, J.C. WHITE und W.R. BREWSTER
The use of hypothermia in surgical treatment of cerebral vascular lesions
J.of Neurosurg. 12, 240 (1955)

[75] MARSHALL, St., J. OWENS und H. SWAN
Temporary circulatory occlusion to the brain of the hypothermic dog
Arch.of Surg. 72, 98 (1956)

[76] McMURREY, J.D. W.F. BERNHARD, J.A. TAREN und G.A. BERING
The effect of hypothermia on the prolongation of permissible time of total occlusion of the afferent circulation of the brain
Surg. 102, 75 (1956)

[77] MOULDER, P.V. und R. THOMSON
Protection of heart under hypothermia with acetylcholin arrest
Proc.Soc.Exp.Biology and Medicine 92, 49 (1956)

[78] MOYER, J.H., G. MORRIS und M.K. DE BAKEY
Effect on renal hemodynamics and on excretion of water and electrolytes in dog and man
Ann.Surg. 145, 1 (1957)

[79] MUTH, H.W. und W. BECKMANN
Klinische Flammenphotometrie
Ärztl.Wchschrft. 7, Heft 41 (1952)

[80] NASHAT, F.S. und E. NEIL
The effect of hypothermia on baroceptor and chemoceptor reflexes
J.of.Physiol. 127, 59 (1955)

[81] NOWILL, W.K., H.E. HALL, H.W. AUSHERMAN, A. SMITH, W. SHINGLETON und S. BOYARSKI
Physiological variations during induced hypothermia in the dog
Proc. I.World Congr.Anesth.,Scheveningen, 1955, 95

[82] OPITZ, E. und M. SCHNEIDER
Über die Sauerstoffversorgung des Gehirns und den Mechanismus von Mangelwirkungen
Erg.Physiol. 46, 126 (1950)

[83] OSBORN, J.J.
Experimental hypothermia. Respiration and blood pH changes in relation to cardiac function
Amer.J.Physiol. 175, 389 (1953)

[84] PATRICK, R.T. und A. FAULCONER
Respiratory studies during anesthesia with ether and with pentothal sodium
Anesthesisology, 13, 252 (1952)

[85] PENROD, K.E.
Oxygen consumption and cooling rates in immersion hypothermia in dogs
Am.J.Physiol. 157, 81 (1949)

[86] PITTS, R.F.
Mechanismus for stabilizing the alkaline reserve of the body
Harvey Lectures 1952-53, New York, Academic Press, 172 (1954)

[87] PLATNER, W.S. und M.H. HOSKO jr.
Mobility of serum magnesium in hypothermia
Am.J.Physiol. 174, 273 (1953)

[88] PREC, O., R. ROSEMAN, K.M. BRAUN, S. RODBAND und L.N. KATZ
Cardiovascular effect of acutely induced hypothermia
J.Clin.Invest. 28, 293 (1949)

[89] RONZONI, E., J. KOECHIG und E.P. EATON
Role of lactic acid in the acidosis of ether anesthesia
J.Biol.Chem. 61, 465 (1924)

[90] ROSE, J.C., T.F.McDERMOTT, L.S. FEDD, F.A. PORFIDO und R.T. KELLBY
Circulatory changes due to hypothermia in anesthetized man
J.Clin.Invest. 48, 49 (1956)

[91] ROSOMOFF, H.L.
Some effects of hypothermia on the normal and abnormal physiology of the nervous system
Proc.Roy.Soc.Med. 49, 358 (1956)

[92] ders.
The effects of hypothermia on the physiology of the nervous system
Surgery (St.Louis) 40, 328 (1956)

[93] ROSOMOFF, H.L. und D.A. HOLADAY
Cerebral blood flow and cerebral oxygen consumption during hypothermia
Amer.J.Physiol. 179, 85 (1954)

[94] SARAJAS, H.
Evidence for heart damage in association with systemic hypothermia in dogs
Amer.Heart J. 51, 298 (1956)

[95] SARAJAS, H.S. und C.M. SENNING
Heart damage in dogs subjected to hypothermia, circulatory arrest and cardiac surgery
Amer.Heart J. 52, 836 (1956)

[96] SCHMIDT, S.F., J.H. COMROE und R.D. DRIPPS
Carotid body reflexes in dog
Proc.Soc.Exper.Biol.a.Med. 42, 31 (1939)

[97] SCRIBNER, B.H., K. FREMONT-SMITH und J.M. BURNELL
The effect of acute respiratory acidosis on the internal equilibrium of potassium
J.Clin.Invest. 34, 1276 (1955)

[98] SELLICK, B.A.
A method of hypothermia for open heart surgery
Lancet I, 1957, 443

[99] SEVERINGHAUS, J.W. und M. STUPFEL
Respiratory dead space increase following atropine in man and atropine, vagal or ganglionic blockade and hypothermia in dogs
J.Appl.Physiol. 8, 81 (1955)

[100] SHACKMAN, R., G.J. GRABER und C. PEELWOOD — Oxygen consumption and anesthesia
Clin.Sci. 10, 219 (1951)

[101] SHERRINGTON, C.S. — Temperature after spinal transection with some observations on shivering
J.of Physiol. 58, 405 (1924)

[102] SMITH, L.W. und T. FAY — Observations on human beeings with cancer, maintained at reduced temperatures of 75° - 90° Fahrenheit
Am.J.Clin.Path. 10, 1 (1940)

[103] SCHNEIDER, M. — Über die Wiederbelebung nach Kreislaufunterbrechung
Thoraxchirurgie 6, 95 (1958)

[104] SPURR, G.B., B.K. HUTT und S.M. HORVATH — Responses of dogs to hypothermia
Amer.J.Physiol. 179, 139 (1954)

[105] STANBURY, S.W. und A.E. THOMSON — The renal response to respiratory alkalosis
Clin.Sc. 11, 357 (1953)

[106] STEADMAN, L.T., J. ARIEL und S.L. WARREN — Studies on effect of hypothermia: rise of serum magnesium in rabbits during hypothermia states as shown by spectrochemical method
Cancer Research 3, 471 (1943)

[107] STONE, H.H., N.T. McKRELL — The effect of lowered body temperature on the cerebral hemodynamics and metabolism of man
Surg.Forum, Chicago Amer.Coll.Surgeons 6, 129 (1956) Surg.Gynec. & Obst. 103, 313 (1956)

[108] SWAN, H. — The current status of hypothermia
Arch.Surg. 69, 597 (1954)

[109] SWAN, H., J. ZEAVIN, J.A. HOLMES und V. MONTGOMERY — Cessation of circulation in general hypothermia
I.Physiological changes and their control
Ann.Surg. 139 (1953)

[110] TALBOTT, P.H. — Physiologic and therapeutic effects of hypothermia
New England J.Med. 224, 281 (1941)

[111] TAUBER, K., H. KEYSSLER, R. ENZENBACH und R. PARKHOFER — Stoffwechseluntersuchungen an unterkühlten Hunden
Langenbecks Arch. 285, 183 (1957)

[112] TAYLOR, F.H., A. ROSS — Disturbances in acid-base balance during ether anesthesia, with special reference to changes occuring during thoracic surgery
J.Thoracic Surg. 20, 289 (1950)

[113] THAUER, R. — Ergebnisse experimenteller Kreislauf-
untersuchungen bei Hypothermie
Thoraxchirurgie 4, 522 (1956)

[114] ders. — Pathophysiologie der Hypothermie
Thoraxchirurgie 6, 128 (1958)

[115] TOPKINS, M.J. und J. ARTUSIO — The effect of cyclopropan and ether an oxygen consumption in the unpremedicated surgical patient
Anesth.Analges. 35, 350 (1956)

[116] ULMER, W., B. LÖHR und B. KATSAROS — Über das Verhalten des Gasstoffwechsels bei pharmakologisch unterstützter Hypothermie
Verh.dtsch.Ges.f.Kreislaufforschung 23, 154 (1957)

[117] UPRUS, V., G.B. GAYLOR und E.A. CARMICHAEL — Vasodilatalion and vasoconstriction in response to warming and cooling the body: study in patients with hemiplegia
Brain 58, 448 (1935)

[118] VAN SLYKE, D., J.H. AUSTIN und G.E. CULLEN — The effect of ether anasthesia n the acid-base balance of the blood
J.Biol.Chem. 53, 77 (1922)

[119] VANDEWATFR, S.L., E.H. BOTTERELL und W.M. LOUGHEED — A method of anesthesia and hypotermia in cerebral vascular surgery
Canad.Anaesth.Soc. 2, 319 (1955)

[120] VERNEJOUL, R. de, H. METRAS, P. OTTAVIOLI, E. JEAN und R. COURBIER — Etude experimental de l'hypothermie provoqué
Presse méd. 62, 1679 (1954)

[121] VIRTUE, R.W. — Hypothermic anesthesia
Springfield Ill.: Ch.C.Thomas 1955

[122] WEGELIUS, C., J. LIND — Physiologische Beobachtungen über die experimentelle Hypothermie beim Hund
Arch.klin.Chir. 279, 743 (1954)

[123] WOODRUFF, L. — Survival of hypothermia by the dog
Anesth. 2, 410 (1941)

[124] ZEAVIN, J., R.W. VIRTUE und H. SWAN — Cessation of circulation in general hypothermia
II. Anesthetic management
Anesthesiology 15, 113 (1954)

[125] ZINDLER, M. — Die Unterkühlungsanaesthesie (künstliche Hypothermie) im Handbuch für Thoraxchirurgie (Herausg. E.DERRA) Bd.I, 666
Springer, Heidelberg 1957

Nachtrag

[126] CHURCHILL-DAVIDSON, H.C.
I.K.R. McMILLAN,
D.G. MELROSE und
R.B. LYNN

Hypothermia, experimental study of surface cooling
Lancet 2, 1011 (1953)

[127] DUNDEE, J.W.,
W.E.B. SCOTT und
P.R. MESHAM

Chlorpromazine and production of hypothermia
Anaesthesia 9, 296 (1954)

[128] ELLIOT, P.R. und
J.M. CRISMON

Increased sensitivity of hypothermic rats to injected potassium and influence of calcium, digitalis and glucose on survival
Am.J.Physiol. 151, 366 (1947)

[129] GIEBISCH, G.,
L. BERBER und
R.F. PITTS

The extrarenal response to acute acid-base disturbances of respiratory origin
J.Clin.Invest. 34, 231 (1955)

[130] HANSEN, T.A.,
B.F. HAXHOLDT,
E. HUSFELDT,
N.A. LASSEN,
O. MUNCK,
H.R. SORENSEN und
K. WINKLER

Measurement of coronary blood flow and cardiac efficiency in hypothermia by use of radioactive Krypton 85
Scand.J.Clin.a.Labor.Invest. 8, 182 (1956)

[131] KRAMER, K. und
H. REICHEL

Die Grenzen der chemischen Wärmeregulation
Klin.Wschr. 23, 192 (1944)

[132] KOLLER, S.

Graphische Tafeln zur Beurteilung statistischer Zahlen
Darmstadt, Steinkopff (1953)

[133] PEARCY, W.C. und
R.W. VIRTUE

Electroencephalogram in hypothermia with circulatory arrest
Anesthesiology 20, 341 (1959)

[134] ROSS, D.N.

Hypothermia, physiologic, observations during hypothermia
Guy's Hosp.Rep. 103, 97 (1956)

[135] SMITH, R.T.

Electrolyte studies in experimental animals during hypothermia
Am.J.Surg. 92, 228 (1956)

FORSCHUNGSBERICHTE DES LANDES NORDRHEIN-WESTFALEN

Herausgegeben durch das Kultusministerium

MEDIZIN · PHARMAKOLOGIE

HEFT 84
Dr. H. Baron, Düsseldorf
Über Standardisierung von Wundtextilien
1954, 32 Seiten, DM 6,40

HEFT 94
Prof. Dr. G. Winter, Bonn
Die Heilpflanzen des MATTHIOLUS (1611) gegen Infektionen der Harnwege und Verunreinigung der Wunden bzw. zur Förderung der Wundheilung im Lichte der Antibiotikaforschung
1954, 58 Seiten, 1 Abb., 2 Tabellen, DM 11,50

HEFT 95
Prof. Dr. G. Winter, Bonn
Untersuchungen über die flüchtigen Antibiotika aus der Kapuziner- (Tropaeolum maius) und Gartenkresse (Lepidium sativum) und ihr Verhalten im menschlichen Körper bei Aufnahme von Kapuziner- bzw. Gartenkressensalat per os
1955, 74 Seiten, 9 Abb., 25 Tabellen, DM 14,—

HEFT 146
Dr.-Ing. F. Gruß, Düsseldorf
Sterilisation mit Heißluft
1955, 34 Seiten, 10 Abb., DM 7,70

HEFT 221
Dr. W. Meyer-Eppler, Bonn
Experimentelle Untersuchungen zum Mechanismus von Stimme und Gehör in der lautsprachlichen Kommunikation
1955, 56 Seiten, 24 Abb., DM 13,45

HEFT 237
Dr. P. Endler und Dr. H. Ludes, Köln
Bericht über eine Studienreise zur Orientierung der heutigen Behandlung der Lungentuberkulose in den Vereinigten Staaten von Nordamerika
1956, 32 Seiten, DM 7,10

HEFT 257
Prof. Dr. G. Lehmann und Dr. J. Tamm, Dortmund
Die Beeinflussung vegetativer Funktionen des Menschen durch Geräusche
1956, 38 Seiten, 25 Abb., 3 Tabellen, DM 11,20

HEFT 258
Dr. H. Paul, Linz (Rhein) und Prof. Dr. O. Graf, Dortmund
Zur Frage der Unfälle im Bergbau
1956, 52 Seiten, 9 Abb., 22 Tabellen, DM 11,20

HEFT 300
Prof. Dr. E. Schütz und Privatdozent Dr. H. Caspers, Münster
Tierexperimentelle Untersuchungen über die Alkoholwirkungen auf Erregbarkeit und bioelektrische Spontanaktivität der Hirnrinde
1956, 44 Seiten, 6 Abb., 1 Tabelle, DM 9,55

HEFT 306
Prof. Dr. B. Rensch, Münster
Elektrophysiologische Untersuchungen zur Analysierung der Bildung von Assoziationen und Gedächtnisspuren in Gehirn und Rückenmark
Prof. Dr. A. Loeser, Münster
Akute und chronische Giftwirkungen sauerstoffhaltiger Lösungsmittel
1956, 36 Seiten, 9 Abb., DM 8,90

HEFT 325
Prof. Dr. E. Schratz, Münster
Pharmakognostische Untersuchungen am Medizinal-Rhabarber
1957, 62 Seiten, 29 Abb., 3 Tabellen, DM 17,90

HEFT 347
Prof. Dr. med. S. Ruff, Dr. med. F. Kipp, Dr. med. H. Hansteen und Dipl.-Phys. G. Müller, Bonn
Untersuchungen zur Frage der Gehörschädigungen des fliegenden Personals der Propellerflugzeuge
1957, 50 Seiten, 27 Abb., 3 Tabellen, DM 11,10

HEFT 359
Dr.-Ing. F. J. Meister, Düsseldorf
Veränderung der Hörschärfe, Lautheitsempfindung und Sprachaufnahme während des Arbeitsprozesses bei Lärmarbeiten
1957, 84 Seiten, 11 Abb., 40 Audiogramme, 41 Tabellen, DM 19,90

HEFT 387
Prof. Dr. med. W. Kikuth und Dozent Dr. med. L. Grün, Düsseldorf
Die Verhütung von Infektion durch Desinfektion des Raumes und der Raumluft
1957, 96 Seiten, 14 Abb., 20 Tabellen, DM 22,50

HEFT 394
Privatdozent Dr. med. W. Koch, Münster
Die Ablagerung radioaktiver Substanzen im Knochen
1958, 264 Seiten, 147 Abb., DM 51,—

HEFT 414
Dr. med. H. K. Parchwitz und Dr. med. C. Winkler, Bonn
Speicherung organischer Farbstoffe und künstlich radioaktiver Substanzen in Geschwülsten
1958, 46 Seiten, 14 Abb., DM 13,35

HEFT 416
Oberreg.-Gewerberat Dipl.-Ing. G. Steinicke, Hamburg
Die Wirkung von Lärm auf den Schlaf des Menschen
1957, 46 Seiten, 14 Abb., 8 Tabellen, DM 11,60

HEFT 446
Dr. med. G. Schäfer, Bonn
Glutationsstoffwechsel und Sauerstoffmangel
1957, 28 Seiten, 5 Tabellen, DM 6,40

HEFT 448
Dr. med. C. Winkler, Bonn
Ein Koinzidenz-Szintillometer zum Zwecke der Schilddrüsenfunktionsdiagnostik und der Tumordiagnostik
1957, 32 Seiten, 12 Abb., DM 8,35

HEFT 467
Prof. Dr. Dr. h. c. E. Klenk und Dr. phil. H. Faillard, Köln
Neue Erkenntnisse über den Mechanismus der Zellinfektion durch Influenzavirus
Die Bedeutung der Neuraminsäure als Zellreceptor für das Influenzavirus
1957, 52 Seiten, 5 Abb., DM 14,40

HEFT 468
Prof. Dr. med. Dr. med. dent. G. Korkhaus und Dr. med. dent. R. Alfter, Bonn
Die Vakuumwurzelbehandlung
1958, 48 Seiten, 51 Abb., DM 16,55

HEFT 486
Doz. Dr. med. E. Lerche und Dr. med. J. Schulze, Aachen
Hörermüdung und Adaptation im Tierexperiment
1958, 44 Seiten, 12 Abb., DM 10,55

HEFT 490
Hauptstelle für Staub- und Silikosebekämpfung des Steinkohlenbergbauvereins, Essen-Rüttenscheid
Zur Staub- und Silikosebekämpfung im Steinkohlenbergbau
1958, 90 Seiten, 47 Abb., 7 Tabellen, DM 26,20

HEFT 497
Oberarzt Dr. med. G. Mussgnug, Bottrop
Die Knochenveränderungen und der Knochenstoffwechsel beim Sudeck-Syndrom
1958, 58 Seiten, 18 Abb., DM 13,85

HEFT 517
Prof. Dr. med. G. Lehmann und Dr. med. J. Meyer-Delius, Dortmund
Gefäßreaktionen der Körperperipherie bei Schalleinwirkung
1958, 24 Seiten, 12 Abb., 2 Tabellen, DM 9,15

HEFT 530
Prof. Dr. med. O. Graf, Dortmund
Nervöse Belastung im Betrieb. I. Teil: Nachtarbeit und nervöse Belastung
1958, 52 Seiten, 10 Abb., DM 15,60

HEFT 538
Prof. Dr. K. Hinsberg, Düsseldorf
Reaktion zur Frühdiagnose von Krebserkrankungen
1958, 14 Seiten, 1 Abb., 3 Tabellen, DM 7,—

HEFT 555
Dipl.-Phys. K. Sellier, Bonn
Der Nachweis kleinster CO-Mengen in Körperflüssigkeiten
1958, 22 Seiten, 13 Abb., DM 9,10

HEFT 556
Prof. Dr. A. Gütgemann und Dr. med. G. Karcher, Bonn
Klinische und experimentelle Untersuchungen mit Hilfe einer künstlichen Niere
1958, 14 Seiten, 4 Abb., DM 7,10

HEFT 560
Prof. Dr. med. J. Vonkennel und Dr. G. Froitzheim, F.
Zur Prüfung silikonhaltiger Hautschutzsalben
1958, 22 Seiten, 4 Tabellen, DM 8,95

HEFT 571
Priv.-Doz. Dr. med. W. Klosterkötter, Münster
Zur Wirkung der Kieselsäure bei der Entstehung der Silikose
1958, 152 Seiten, 98 Abb., 7 Tabellen, DM 41,95

HEFT 577
Prof. Dr. med. S. Ruff, Bonn, Dr. med. K. Krieger, Bonn, Dr. med. G. Schäfer, Bonn, Dr. med. W. Hartwich, Bonn, Dr. med. O. Wünsche, Bad Godesberg, Dr. med. H. Braun, Bonn, und Dr. med. H. Hansteen, Bonn
Untersuchungen zur therapeutischen Anwendung des Sauerstoffmangels. 1. Mitteilung
1958, 118 Seiten, 30 Abb., 8 Tabellen, DM 29,10

HEFT 581
Obermedizinalrat a. D. Dr. med. F. Bassermann, Regensburg
Elektronenoptische Untersuchungen an Ultradünnschnitten des Tuberkulose-Erregers sowie der käsigen Gewebsnekrose und zum Problem des Vorkommens einer mycobakteriellen L-Phase
1958, 64 Seiten, 28 Abb., DM 18,90

HEFT 619
Prof. Dr. med. O. Graf und Dr. med. Dr. phil. J. Rutenfranz, Dortmund
Zur Frage der Belastung von Jugendlichen
1958, 66 Seiten, 18 Abb., 12 Tabellen, DM 16,50

HEFT 626
Deutsches Krankenhaus-Institut e.V., Düsseldorf
Arbeitsabläufe auf Krankenstationen
1959, 264 Seiten, 59 Abb., 24 Tabellen, DM 55,—

HEFT 635
Dr.-Ing. D. Dieckmann, Dortmund
Die Minderung der Schwingungsbelastung des Menschen in Kraftfahrzeugen
1959, 24 Seiten, 8 Abb., 1 Tabelle, DM 7,90

HEFT 679
Prof. Dr. med. V. Hoffmann und Gernot Büttner, Köln
Die Verletzungen von Autoinsassen. Ihre Entstehung und Verhütung
I. und II. Teil
1959, 394 Seiten, 180 Abb., 59 Tabellen, DM 66,—

HEFT 736
Dr. med. W. Teusch, Völklingen/Saar
Behebung der Störungen vitaler Lebensvorgänge und ihrer Folgestörungen
1959, 30 Seiten, DM 8,50

HEFT 855
Priv.-Doz. Dr. J. Gleiss, Düsseldorf
Soziologische Untersuchungen über die Säuglingssterblichkeit im Ruhrgebiet
1960, 31 Seiten, 5 Abb., 13 Tabellen, DM 9,90

HEFT 856
Prof. Dr. H. Reploh, Dr. G. Gängel und Dr. A. Nehrkorn, Münster
Untersuchungen über den Einfluß von Abwasser-Organismen auf Krankheitserreger
1960, 26 Seiten, 11 Abb., 11 Tabellen, DM 8,60

HEFT 860
Prof. Dr. Dr.-Ing. W. Dirscherl und Priv.-Doz. Dr. K.-O. Mosebach, Bonn
Untersuchungen über die Wirkungsweise der Steroidhormone und den Umsatz der Organproteine
1960, 20 Seiten, 6 Abb., 3 Tabellen, DM 7,—

HEFT 899
Dr.-Ing. F. J. Meister, Düsseldorf
Aufzeichnung und Schallanalyse von Herzimpulsen mit Anwendungsbeispielen der Wirkung von Schallschocks auf den Menschen

---

Ein Gesamtverzeichnis der Forschungsberichte, die folgende Gebiete umfassen, kann bei Bedarf vom Verlag angefordert werden:

Acetylen / Schweißtechnik – Arbeitspsychologie und -wissenschaft – Bau / Steine / Erden – Bergbau – Biologie – Chemie – Eisenverarbeitende Industrie – Elektrotechnik / Optik – Fahrzeugbau / Gasmotoren – Farbe / Papier / Photographie – Fertigung – Gaswirtschaft – Hüttenwesen / Werkstoffkunde – Luftfahrt / Flugwissenschaften – Maschinenbau – Medizin / Pharmakologie / Physiologie – NE-Metalle – Physik – Schall / Ultraschall – Schiffahrt – Textiltechnik / Faserforschung / Wäschereiforschung – Turbinen – Verkehr – Wirtschaftswissenschaften.

If you have any concerns about our products,
you can contact us on
ProductSafety@springernature.com

In case Publisher is established outside the EU,
the EU authorized representative is:
**Springer Nature Customer Service Center GmbH
Europaplatz 3, 69115 Heidelberg, Germany**

Printed by Libri Plureos GmbH
in Hamburg, Germany